北京市惠民医药卫生事业发展基金会 ◎ 组织编写

# 常见病中成药临床合理使用丛书

## 外 科 分册

丛书主编◇张伯礼　高学敏

分册主编◇王　军

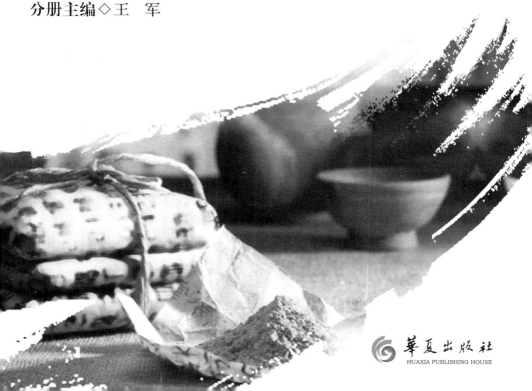

华夏出版社

HUAXIA PUBLISHING HOUSE

# 常见病中成药临床合理使用丛书
## 编委会名单

# 《外科分册》编委会名单

主　编　王　军

编　委　苟向红　李兰青　张董晓

　　　　王志华　贾建东　徐　阳

　　　　陈　浩　武海阔

**王军**　女，医学博士，教授、主任医师，硕士生导师。天津中医药大学第一附属医院外科主任。"十二·五"国家中医药管理局疮疡病重点学科带头人，中华中医药学会外科分会常务委员，疮疡专业委员会副主任委员，中华中医药学会周围血管病分会常务委员，中国中药协会药物评价研究专业委员会常务委员，天津中医药学会外科专业委员会主任委员，中华医学会组织修复与再生分会委员，天津医学会外科分会周围血管疾病专业委员会副主任委员。首席牵头国家"十一·五"科技支撑计划项目1项，主持"十一·五"课题1项，主持国家自然基金课题2项，省部级科研课题2项，获天津市科技进步二等奖1项、三等奖2项。主编专著3部，副主编教材2部。

# 序

　　中医药作为我国重要的医疗卫生资源，与西医药优势互补，相互促进，共同维护和增进人民健康，已经成为中国特色医药卫生事业的重要特征和显著优势。中医药临床疗效确切、预防保健作用独特、治疗方式灵活多样、费用较为低廉，具有广泛的群众基础。基层是中医药服务的主阵地，也是中医药赖以生存发展的根基，切实提高城乡基层中医药服务能力和水平，有利于在深化医改中进一步发挥中医药作用，为人民群众提供更加优质的中医药服务。

　　近年来，北京市惠民医药卫生事业发展基金会致力于"合理使用中成药"公益宣传活动，继出版《中成药临床合理使用读本》、《常见病中成药合理使用百姓须知》之后，又出版《常见病中成药临床合理使用丛书》，旨在针对常见病、多发病，指导基层医务工作者正确使用中成药，并可供西医人员学习使用，以实现辨证用药、安全用药、合理用药。

　　相信该丛书的出版发行，有利于促进提升城乡基层中医药服务能力和水平，推动中医药更广泛地进乡村、进社会、进家庭，让中医药更好地为人民健康服务。

2014 年 2 月 20 日

　　为了配合推进国家医疗制度改革、深入贯彻国家基本药物制度、更好地促进国家基本药物的合理应用，北京市惠民医药卫生事业发展基金会基于"合理使用中成药"公益宣传活动项目，组织编写了《常见病中成药临床合理使用丛书》，该丛书是继《中成药临床合理使用读本》之后的又一力作。《外科分册》选择中医外科系统临床常见病、多发病（丹毒、痈、毛囊炎、乳腺增生、乳腺炎、痔疮、肛周脓肿、肛裂、动脉硬化闭塞症）9个病种，涉及疮疡病、乳腺病、肛肠病、周围血管病等4个临床方向。该册以西医病名为纲、中医证候为目，在突出中医学如何认识疾病的基础上，根据疾病的病理生理，将中医证候融入，详细介绍了具体病种的中成药辨证论治规律和方法，很好地体现了辨病论治与辨证论治相结合的原则。既有传统中医理论的指导，又有现代应用研究的支持，为临床合理使用中成药提供了确切的依据。

　　该丛书以《国家基本药物目录》《国家基本医疗保险、工伤保险和生育保险药品目录》及《中华人民共和国药典》的品种为依据，其中，《外科分册》选择了中医外科系统疗效确切的中成药。这类药物具有品种丰富、覆盖面广、疗效确切、副作用少等优点。另外，外用药是本册的一大亮点，具有吸收好，见效快，无胃肠刺激，避免肝脏的首过效应等优点，尤其对疮疡和肛肠疾病的治疗，外用药已成为此类疾病药物治疗的主要方式。本分册中成药内服和外用并重，能够兼顾临床常见的多种证型，很好地减轻患者痛苦、提高生命质量。为便于全面掌握所选用的中成药知识，该册详细介绍了所选中成药品种的处方、功能与主治、用法与用量、注意事项、药理毒理、临床报道等内容，并附有常用中成药简表，条目清晰，查阅方便。

该丛书以临床实用为特点，以安全合理使用中成药为宗旨。针对当前 70% 的中成药为西医医师所开具的现状，主要面向西医医师和广大基层医务工作者，以西医病名为纲，密切结合临床实际，辨病与辨证共用，详述常见证型及中成药辨证选用规律，将大大提高广大临床医师学中医药、懂中医药、用中医药的能力。该丛书的出版将为促进中成药的合理使用、提升患者健康水平、推动中医药事业的发展做出应有的贡献！

因能力有限，时间仓促，难免有疏漏不足之处，敬请读者给予批评、指正。

王军

2014 年 12 月

# 目录 Contents

# 丹　毒

　　丹毒是以真皮浅层淋巴管的急性细菌性感染性炎症为主要临床表现的疾病。本病发无定处，以患部皮肤突然发红成片，色如涂丹为主要症状。老人、婴幼儿、儿童易罹患此病，好发于小腿、颜面部，四季均可发病，以夏季多见。

　　丹毒是由乙型溶血性链球菌侵袭所致，潜伏期为 2 ~ 5 日。前驱症状有突然发热、寒战、不适和恶心。数小时到 1 天后出现红斑，并进行性扩大，界限清楚。患处皮温高、紧张，并出现硬结和非凹陷性水肿，受累部位有触痛、灼痛，常见附近淋巴结肿大，伴或不伴淋巴结炎。也可出现脓疱、水疱或小面积的出血性坏死。患者的典型症状包括高热、颤抖、寒战、疲倦、头痛、呕吐以及初期感染 48 小时内的一般病症。皮肤的红斑病变迅速地增大，红斑的边缘界限明显且凸起。红疹肿大、灼热、较硬，有疼痛感，外观类似橘皮。更严重的感染会导致囊疱、水疱以及瘀点，也可能有皮肤坏死。淋巴结可能会肿大，可能会造成淋巴水肿。血常规检查可见白细胞总数及中性粒细胞比例明显升高。

　　现代医学临床常根据病情严重程度酌情采用抗感染治疗，治疗方式包括口服或静脉注射抗生素，如青霉素、克林霉素或红霉素。病症可在 1 ~ 2 日内消退，皮肤则需数周时间才能恢复正常。并且存在再次感染的风险。

中医亦称本病为"丹毒"，好发于颜面及下肢。发于颜面者称"抱头火丹"，发于躯干者称"内发丹毒"，发于腿者称为"流火"或"腿游风"，新生儿丹毒称"赤游风"。发生在下肢部位的丹毒，由于反复发作，可演变成"象皮腿"。

## 一、中医病因病机分析及常见证型

中医认为丹毒是由于素体血分有热，或在肌肤破损处（如鼻腔黏膜、耳道皮肤或头皮等破伤，脚湿气糜烂，毒虫咬伤，臁疮等）有湿热火毒之邪乘隙侵入，郁阻肌肤而发。

本病总由血热火毒为患。丹毒的常见证型有风热毒蕴证、肝脾湿火证、湿热毒蕴证、胎火蕴毒证。

## 二、辨证选择中成药

### （一）内治法

#### 1．风热毒蕴证

【临床表现】发于头面部，皮肤焮红灼热、肿胀疼痛，发生水疱，眼胞肿胀难睁，恶寒，发热，头痛，舌质红，苔薄黄，脉浮数。

【辨证要点】皮肤焮红灼热、肿胀疼痛，恶寒，发热，头痛。

【病机简析】风热毒邪犯上，与血分热邪蕴结，郁阻肌肤，故见头面部皮肤焮红灼热，甚则发生水疱；经络阻塞，气血不畅，故皮肤肿胀疼痛，甚则眼胞肿胀难睁，或伴头痛；风热毒邪与正气相争，故见恶寒发热；舌红、苔薄黄、脉浮数为邪热尚在表之象。

【治法】疏风清热解毒。

【辨证选药】可选牛黄解毒丸（片、胶囊、软胶囊）、清瘟解毒丸（片）、芩连片。

此类中成药多由黄芩、葛根、防风、连翘等药物组成，有良好的疏风清热解毒作用。

2. 肝脾湿火证

【临床表现】发于胸腹腰胯部，皮肤红肿蔓延、肿胀疼痛，皮肤摸之灼手，伴口苦、口干，舌红，苔黄腻，脉弦滑数。

【辨证要点】皮肤红肿疼痛，摸之灼手，伴口苦、口干。

【病机简析】凡心绪烦躁，情志化火，暴怒郁悒，气郁生火；气火发于中，外感火毒之气与肝经郁火，脾经湿热相感爆发于胁下、腰胯之间，故见胸腹腰胯部皮肤红肿蔓延、肿胀疼痛；肝胆湿火蕴结，脾湿不运，故口苦、口干、舌苔黄腻。

【治法】清肝泻火利湿。

【辨证选药】可选龙胆泻肝丸（颗粒、口服液）。

此类中成药多以柴胡、黄芩、栀子、泽泻、地黄等药物组成，有良好的清肝泻火、利湿作用。

3. 湿热毒蕴证

【临床表现】发于下肢，皮肤红赤肿胀、灼热疼痛，或见水疱、紫斑，甚至结毒化脓或皮肤坏疽，或反复发作，可形成"大脚风"，伴发热，胃纳不香，舌红，苔黄腻，脉滑数。

【辨证要点】皮肤红赤肿胀、灼热疼痛，或见水疱、紫斑，甚至结毒化脓或皮肤坏疽。

【病机简析】湿热下注，复感外邪，湿热毒邪淤结于下肢，郁阻肌肤，经络阻塞，故局部红赤肿胀、灼热疼痛，或见水疱、紫斑；热毒炽盛，腐化肌肉，故甚者可至结毒化脓、肌肤坏死；湿邪中阻，故见胃纳不香；舌红、苔黄腻、脉滑数为湿热蕴结之象。湿性黏滞，与热胶结，故易反复发作。

【治法】利湿清热解毒。

【辨证选药】可选二妙丸、西黄丸（胶囊）。

此类中成药多由苍术、黄柏、牛黄等药物组成，有良好的利湿清热解毒作用。

**4. 胎火蕴毒证**

【临床表现】发于新生儿，多见于臀部，局部红肿灼痛，可呈游走性，并有壮热烦躁，甚则神昏谵语，恶心呕吐。

【辨证要点】游走性红肿灼痛，壮热烦躁，神昏谵语。

【病机简析】胎火蕴毒，与气血搏结，故见局部皮肤红肿灼热；火毒入于心包，心神受扰，故可伴壮热烦躁，甚则神昏谵语；邪热侵扰脾胃，故恶心呕吐。

【治法】凉血清热解毒。

【辨证选药】可选黄连解毒丸，神昏谵语者可选安宫牛黄丸（胶囊、散）或紫雪散（胶囊）。

此类中成药多由地黄、丹皮、芍药、水牛角浓缩粉等药物组成，有良好的凉血清热解毒作用。

**（二）外治法**

丹毒应当内治法与外治法相结合治疗。外治法可选用如意金黄散、紫金锭等，以冷开水或鲜丝瓜叶捣汁或金银花露等调敷，以达到局部清热解毒的目的。

此类外用药多以黄柏、苍术、天花粉、麝香、朱砂、雄黄等药物为主，有良好的清热解毒，消肿止痛作用。

## 三、用药注意

临床选药必须以辨证论治的思想为指导，针对不同证型，选择与其相对证的药物，才能收到较为满意的疗效。本病以外证为主，皮肤大面积焮红灼热，临床运用内服药治疗同时，应重视外用药治疗。如正在服用其他药品，应当告知医师或药师。饮食宜清淡，切忌辛辣油腻食物，以防影响药效的发挥。药品必须妥善保管，放在儿童不能接触的地方，以防发生意外。儿童若需用药，务请咨询医师，并必须在成人的监护下使用。对于具体药品的饮食禁忌、配伍禁忌、妊娠禁忌、证候禁忌、病证禁忌、特殊体质禁忌、特殊人群禁忌等，各药品具体内容中均有详细介绍，用药前务必仔细阅读。若出现全身高热、感染严重的情况，请配合抗生素综合治疗。另外，本病容易复发，平时应控制足癣、外伤等诱因，减少其复发可能。

## 附一

### 常用治疗丹毒的中成药药品介绍

#### （一）风热毒蕴证常用中成药品种

### 牛黄解毒丸（片、胶囊、软胶囊）

【处方】人工牛黄、雄黄、石膏、大黄、黄芩、桔梗、冰片、甘草。

**【功能与主治】**清热解毒。用于火热内盛，咽喉肿痛，牙龈肿痛，口舌生疮，目赤肿痛。

**【用法与用量】**

丸剂：口服。水蜜丸一次 2g，大蜜丸一次 1 丸，一日 2 ～ 3 次。

片剂：口服。小片一次 3 片，大片一次 2 片，一日 2 ～ 3 次。

胶囊：口服。小粒一次 3 粒，大粒一次 2 粒，一日 2 ～ 3 次。

软胶囊：口服。一次 4 粒，一日 2 ～ 3 次。

**【禁忌】**孕妇禁用。

**【注意事项】**

1．虚火上炎所致口疮、牙痛、喉痹者慎用。

2．脾胃虚弱者慎用。

3．不宜与强心苷类、生物碱类、抗生素类或异烟肼、维生素 B1 等药物合用。

4．特异性或过敏体质者不宜使用。

5．本品含有雄黄，不宜过量、久服。

**【规格】**

丸剂：水蜜丸，每 100 丸重 5g；大蜜丸，每丸重 3g。

片剂：小片，每片重 0.27g；大片，每盒装 24 片。

胶囊：每粒装（1）0.3g（小粒），（2）0.4g（大粒）。

软胶囊：每粒装 0.4g。

**【贮藏】**密封。

**【药理毒理】**本品有抗炎、抑菌、解毒、镇痛等作用。

·**抗炎**　牛黄解毒片对蛋清诱发的大鼠足肿胀有抑制作用，对巴豆油致小鼠耳郭炎症有抑制作用，能抑制醋酸致小鼠腹腔毛细血管通透性增加[1]。

· **抑菌** 体外抑菌试验，牛黄解毒片对金黄色葡萄球菌、耐药金黄色葡萄球菌、变形杆菌和白色葡萄球菌有抑制作用[1]。

· **解热** 牛黄解毒颗粒能抑制2，4-二硝基酚引起的大鼠体温升高，能抑制霍乱菌苗引起的家兔体温升高[2]。

· **镇痛** 牛黄解毒颗粒能减少醋酸致小鼠扭体反应次数，延长热板法引起的小鼠疼痛反应潜伏期[2]。

· **其他** 牛黄解毒片可降低口腔黏膜加弗氏佐剂诱导家兔口腔溃疡发生率，使口腔局部病理变化减轻[3]。

· **毒理** 牛黄解毒片原料粉以1.28、3.21、6.43g/kg给大鼠连续灌胃14日，高、中剂量组给药期间体重增长缓慢，与对照组比较差异有显著性；病理组织学检查：高、中剂量组大鼠肝脏细胞可见明显水肿、嗜酸性变、脂肪性变等，高剂量组还可见肝小叶内灶状坏死、汇管区增宽、胆管及纤维结缔组织细胞增生，小剂量组肝脏未见明显病变。停药7日，高、中剂量组大鼠肝脏病理改变减轻，坏死灶中出现较多枯否细胞[4]。

**【参考文献】**

[1] 孟海琴，高淑华，都兴稼，等.牛黄解毒片的抗炎、抑菌作用研究[J].中国中药杂志，1992，17（12）：747.

[2] 杨耀芳，王钦茂，张伟媚，等.牛黄解毒颗粒剂的解热、镇痛和抗炎作用的研究[J].安徽医科大学学报，1996，31（2）：87-90.

[3] 常新华，李佩州，于臣志.口疮宁颗粒对实验家兔免疫性口腔溃疡的疗效观察[J].天津中医，2002，19（5）：46.

[4] 傅丽玲，周宗灿，宫恩聪，等.牛黄解毒片经口对大鼠的急性和14天毒性[J].北京医科大学学报，1997，29（6）：546.

# 清瘟解毒丸（片）

**【处方】**大青叶、连翘、玄参、天花粉、桔梗、牛蒡子（炒）、羌活、防风、葛根、柴胡、黄芩、白芷、川芎、赤芍、甘草、淡竹叶。

**【功能与主治】**清瘟解毒。用于外感时疫，憎寒壮热，头痛无汗，口渴咽干，疖腮，大头瘟。

**【用法与用量】**

丸剂：口服。水蜜丸一次2丸，大蜜丸一次2丸，一日2次；小儿酌减。

片剂：口服。一次6片，一日2～3次。

**【注意事项】**

1. 外感风寒者慎用。

2. 忌烟酒、辛辣、油腻食物。

**【规格】**

丸剂：水蜜丸，每120粒重12g；大蜜丸，每丸重9g。

片剂：每片重0.3g。

**【贮藏】**密封。

# 芩连片

**【处方】**黄芩、连翘、黄连、黄柏、赤芍、甘草。

**【功能与主治】**清热解毒，消肿止痛。用于脏腑蕴热，头痛目赤，口鼻生疮，热痢腹痛，湿热带下，疮疖肿痛。

**【用法与用量】**口服。一次4片，一日2～3次。

**【注意事项】**

1．中焦虚寒及阴虚者慎用。

2．素体虚弱者慎用。

3．孕妇慎用。

**【规格】** 每片重 0.55g。

**【贮藏】** 密封。

**【药理毒理】** 体外抗菌实验表明，本品对金黄色葡萄球菌、福氏志贺菌Ⅱ型、痢疾志贺菌Ⅰ型和Ⅱ型、鲍氏志贺氏菌Ⅰ型、宋氏志贺氏菌、绿脓杆菌等均有抗菌作用，其最低抑菌浓度（MIC）分别为 0.5、4、4、4、16、60、60mg/ml，最低杀菌浓度（MBC）分别为 0.5、16、4、4、30、60、125mg/ml[1]。

**【参考文献】**

[1] 于立佐．芩连片的体外抗菌活性实验[J]. 中国基层医药，2003，10（9）：912-913.

### （二）肝脾湿火证常用中成药品种

### 龙胆泻肝丸（颗粒、口服液）

**【处方】** 龙胆、柴胡、黄芩、栀子（炒）、泽泻、木通、车前子（盐炒）、当归（酒炒）、地黄、炙甘草。

**【功能与主治】** 清肝胆，利湿热。用于肝胆湿热，头晕目赤，耳鸣耳聋，耳肿疼痛，胁痛口苦，尿赤涩痛，湿热带下。

**【用法与用量】**

丸剂：口服。水丸一次 3 ~ 6g，大蜜丸一次 1 ~ 2 丸，一日 2 次。

颗粒剂：温开水送服。一次 1 ~ 2 袋，一日 2 次。

口服液：口服。一次 10ml，一日 3 次。

**【注意事项】**

1．孕妇，年老体弱者，大便溏软者慎用。

2．忌食辛辣刺激性食物。

3．服本药时不宜同时服滋补性中成药。

4．高血压剧烈头痛，服药后疼痛不见减轻，伴有呕吐、神志不清，或口眼歪斜、瞳仁不等等症状的高血压危象，应及时停药并采取急救措施。

5．用本品治疗急性结膜炎时，可配合外滴眼药；治疗化脓性中耳炎时，服药期间宜配合清洗耳道；治疗阴道炎时，亦可以用清洗剂冲洗阴道。

6．过敏体质者慎用。

**【规格】**

丸剂：水丸每瓶装 60g，大蜜丸每丸重 6g。

颗粒剂：每袋装 4g。

口服液：每支装 10ml。

**【贮藏】** 密闭，防潮。

## （三）湿热毒蕴证常用中成药品种

# 二妙丸

**【处方】** 苍术（炒）、黄柏（炒）。

**【功能与主治】** 燥湿清热。用于湿热下注，足膝红肿热痛，下肢丹毒，白带，阴囊湿痒。

**【用法与用量】** 口服。一次 6～9g，一日 2 次。

**【注意事项】**

1．忌烟酒、辛辣、油腻及腥发食物，宜食用清淡易消化食物。

2．过敏体质者慎用。

**【规格】** 水丸，每 60 粒重 3g，每瓶装 6g。

**【贮藏】** 密闭，防潮。

## 西黄丸（胶囊）

**【处方】** 牛黄、乳香（醋制）、没药（醋制）、麝香。

**【功能与主治】** 清热解毒，和营消肿。用于痈疽疔毒，瘰疬，流注，癌肿等。

**【用法与用量】**

丸剂：口服。一次 3g，一日 2 次。

胶囊：口服。一次 4 粒，一日 2 次；或遵医嘱。

**【禁忌】** 孕妇禁用。

**【注意事项】**

1．脾胃虚寒者慎用。

2．服药期间忌食辛辣刺激食物。

3．运动员慎用。

**【规格】**

丸剂：每 20 粒重 1g。

胶囊：每粒装 0.25g。

**【贮藏】** 密闭，防潮。

**【药理毒理】** 本品有抑制肿瘤，抗乳腺增生作用。

· **抑制肿瘤** 本品含药血清对人乳腺癌细胞株（MCF-7）的生长有抑制作用，并可干扰其细胞周期[1]；本品浸提液能使原发性肝癌细胞株（SMMC7721）中 G0-G1 期细胞比例降低，G2-M 期增多；体内可降低移植性宫颈癌细胞 U14 荷瘤小鼠模型 U14 细胞 G0-G1 期细胞比例，增加 G2-M 期细胞，提示该药可以通过影响细胞周期发挥抑瘤作用[2]；本品浸提液体外可降低 SMMC7721 细胞株分泌血管内皮生长因子（VEGF）的水平及基质金属蛋白酶（MMP-2、MMP-9）的活性[3]。

· **抗乳腺增生**　本品还降低苯甲酸诱导的大鼠乳腺增生模型血雌二醇含量，升高孕酮的水平；增加超氧化物歧化酶（SOD）活性，降低丙二醛（MDA）含量；能够提高肾上腺系数并抑制胸腺系数的减少[4]。

**【参考文献】**

[1] 梁文波，张雪梅，宋旦旨 . 西黄丸含药血清对人乳腺癌细胞生长的影响 [J]. 时珍国医国药，2007，18（6）：1371.

[2] 金沈锐，祝彼得，泰旭华 . 西黄丸对人肝癌细胞 SMMC7721 及小鼠宫颈癌细胞 U14 周期的影响 [J]. 时珍国医国药，2007，18（11）：2782.

[3] 金沈锐，张新胜，祝彼，等 . 西黄丸对肝癌细胞 SMMC7721 分泌的血管内皮生长因子及基质金属蛋白酶 2、9 的影响 [J]. 中成药，2008，30（7）：1079.

[4] 梁文波，陈杰，邢福有 . 西黄丸治疗大鼠乳腺增生病作用机理的研究 [J]. 辽宁中医杂志，2007，34（2）：232.

## （四）胎火蕴毒证常用中成药品种

## 黄连解毒丸

**【处方】**黄连、黄柏、黄芩、大黄、栀子、滑石、川木通。

**【功能与主治】** 泻火，解毒，通便。用于三焦积热，口舌生疮，目赤头痛，便秘溲赤，心胸烦热，热痢泄泻，咽痛衄血，疮疖痔血。

**【用法与用量】** 口服。一次 3g，一日 1 ～ 3 次；小儿酌减。

**【注意事项】**

1. 忌烟、酒及辛辣食物。

2. 黄连解毒丸不宜长期服用，服药 3 天症状无缓解，应去医院就诊。

3. 严格按用法用量服用，儿童、年老体弱者应在医师指导下服。

4. 对黄连解毒丸过敏者禁用，过敏体质者慎用。

**【规格】** 每 10 丸重（1）0.5g，（2）1.5g。

**【贮藏】** 密封。

## 安宫牛黄丸（胶囊、散）

**【处方】** 牛黄或人工牛黄、水牛角浓缩粉、麝香、珍珠、朱砂、雄黄、黄连、黄芩、栀子、郁金、冰片。

**【功能与主治】** 清热解毒，镇惊开窍。用于热病，邪入心包，高热惊厥，神昏谵语；中风昏迷及脑炎、脑膜炎、中毒性脑病、脑出血、败血症见上述证候者。

**【用法与用量】**

丸剂：口服。一次 1 丸，一日 1 次；小儿 3 岁以内一次 1/4 丸，4 ～ 6 岁一次 1/2 丸，一日 1 次；或遵医嘱。

胶囊：口服。一次 4 粒，一日 1 次；小儿 3 岁以内一次 1 粒，4 ～ 6 岁一次 2 粒，一日 1 次；或遵医嘱。

散剂：口服。一次 1.6g，一日 1 次；小儿 3 岁以内一次 0.4g，4～6 岁一次 0.8g，一日 1 次；或遵医嘱。

**【禁忌】**孕妇禁服。

**【注意事项】**

1．寒闭神昏者不宜使用。

2．服药期间宜饮食清淡，忌食辛辣食物。

3．本品含朱砂、雄黄，不宜过量、久用。肝肾功能不全者慎用。

4．在治疗过程中，如出现肢寒畏冷、面色苍白、冷汗不止、脉微欲绝，由闭证变为脱证时应立即停药。

5．高热神昏、中风昏迷等口服本品困难者，当鼻饲给药。

**【规格】**

丸剂：每丸重 3g。

胶囊：每粒装 0.4g。

散剂：每瓶装 1.6g。

**【贮藏】**密封。

**【药理毒理】**本品有保护脑组织、镇静、解热、抗炎等作用。

· **保护脑组织** 本品能减少大脑中动脉栓塞大鼠的脑梗死面积，增加过氧化氢酶（CAT）和谷胱甘肽过氧化物酶（GSH-Px）含量，降低脑组织脂质过氧化物（LPO）和乳酸含量[1]；降低百日咳杆菌致脑水肿家兔的脑组织含水量、伊文思蓝蓝染的范围和程度，减轻脑组织损伤[2, 3]；增强大鼠大脑神经元包括脑干、丘脑、下丘脑、皮层、杏仁核、隔核等部位 c-fos 原癌基因表达[4]；降低大鼠脑出血急性期模型一氧化氮（NO）含量和一氧化氮合酶（NOS）活性，减少海马和皮质区去甲肾上腺素、肾上腺素、多巴胺、5-羟色胺的含量[5]；改善脑出血大鼠的神经功能障碍，降低脑系数和脑血肿周围脑组织的含水量，提高红细胞变形能力[6]。

· **镇静** 本品可延长戊巴比妥致小鼠的睡眠时间[7]。

· **解热** 本品对伤寒菌苗诱发的家兔高热有解热作用[7]。

· **抗炎** 在本品可降低心肌缺血再灌注损伤模型家兔血浆肌酸磷酸激酶（CK）、TNF-α 及纤溶酶原激活抑制剂-1（PAI-1）的水平；增强纤维蛋白溶酶原激活抑制剂（t-PA）和血浆 D-二聚体上升幅度。本品可降低百日咳菌造成感染性大鼠和酵母菌造成大鼠发热模型血清 IL-1β、IL-6 和 TNF-α 水平[8]。

· **其他** 本品可延长亚硝酸钠致小鼠死亡的潜伏期[2]；降低百日咳杆菌致脑水肿家兔的肝组织损伤[3]；减轻 L7212 小鼠脑膜白血病细胞浸润程度[9]，升高白血病小鼠 L7212NK 细胞活性[10]。

**【不良反应】** 使用安宫牛黄丸不当可致体温过低；亦有使用安宫牛黄丸引起汞中毒性肾病或过敏等不良反应报道[11-13]。

**【参考文献】**

[1] 赵雍，曹春雨，王秀荣，等.含与不含朱砂和雄黄的安宫牛黄丸对大鼠局灶性脑缺血的影响 [J].中国中西医结合杂志，2002，22（9）：684.

[2] 黄玉芳，郑樨年，何原惠，等.安宫牛黄丸对脑水肿家兔脑内酶的影响 [J].南京中医学院学报，1991，7（2）：92.

[3] 何原惠，黄玉芳，郑樨年，等.安宫牛黄丸对实验性脑水肿动物肝脏的影响 [J].江苏中医，1992，12：38.

[4] 高峻钰，刘少君，张静.安宫牛黄丸对大鼠中枢神经元的活化作用 [J].中国中医基础医学杂志，1998，4（3）：30.

[5] 杨文清，任玉录，郭克锋，等. 安宫牛黄丸对急性脑出血大鼠脑组织中一氧化氮合酶及单胺类神经递质的影响 [J]. 中国中医急症，2009，1（18）：83.

[6] 方芳，孙建宁，杨莉，等. 安宫牛黄丸全方及简方对大鼠脑出血损伤的影响 [J]. 北京中医药大学学报，2007，9（30）：611.

[7] 叶祖光，王金华，梁爱华，等. 安宫牛黄丸及其简化方的药效学比较研究 [J]. 中国中药杂志，2003，28（7）：636.

[8] 汤毅珊，王宁生，张银卿. 雄黄及含雄黄复方对炎症介质 IL-1β、IL-6、TNF-α 和 NO 的影响 [J]. 中药药理与临床，2007，23（5）：107.

[9] 陈泽涛，李芮，陈刚，等. 传统急救中成药对 L7212 小鼠脑膜白血病防治作用的病理观察 [J]. 中国实验方剂学杂志，1996，2（4）：15.

[10] 陈泽涛，李芮，张宏，等. 传统急救中成药对白血病小鼠 L7212NK 细胞活性的影响 [J]. 山东中医学院学报，1995，19（4）：254.

[11] 何丽容，何刚. 不当使用安宫牛黄丸致体温过低 3 例 [J]. 中国中药杂志，2003，28（1）：93.

[12] 王长印，盛日薪，王晓君. 服用安宫牛黄丸造成"汞毒性肾病"的报告 [J]. 吉林中医药，1981，（2）：封 3.

[13] 臧青运. 安宫牛黄丸致过敏反应 1 例 [J]. 中国中药杂志，1981，16（11）：692.

## 紫雪散（胶囊）

【处方】石膏、寒水石、滑石、磁石、水牛角浓缩粉、羚羊角、沉香、青木香、玄参、升麻、炙甘草、丁香、芒硝、硝石、麝香、朱砂。

**【功能与主治】** 清热开窍，熄风止痉。用于热邪内陷心包，热盛动风证。症见高热烦躁，神昏谵语，痉厥，斑疹吐衄，口渴引饮，唇焦齿燥，尿赤便秘，舌红绛苔干黄，脉数有力或弦数，以及小儿热盛惊厥。

**【用法与用量】**

散剂：口服。一次 1.5～3g，一日 2 次；周岁小儿一次 0.3g，5 岁以内小儿每增 1 岁，递增 0.3g，一日 1 次；5 岁以上小儿酌情服用。

胶囊：口服。一次 1.5～3g，一日 2 次；周岁小儿一次 0.3g，5 岁以内小儿每增 1 岁，递增 0.3g，一日 1 次；5 岁以上小儿酌情服用。

**【禁忌】** 孕妇禁服。

**【注意事项】**

1．虚风内动者不宜使用。

2．本品用于高热神昏，难以口服，可鼻饲给药，并采用综合疗法。

3．本品不宜长期服用。

**【规格】**

散剂：（1）每瓶装 1.5g，（2）每袋装 1.5g。

胶囊：每粒装 0.5g。

**【贮藏】** 密封。

## （五）外治法常用中成药品种

### 如意金黄散

**【处方】** 姜黄、大黄、黄柏、苍术、厚朴、陈皮、甘草、生天南星、白芷、天花粉。

**【功能与主治】** 清热解毒，消肿止痛。用于热毒瘀滞肌肤所致疮疡肿痛、丹毒流注，症见肌肤红、肿、热、痛，亦可用于跌打损伤。

**【用法与用量】** 外用。红肿，烦热，疼痛，用清茶调敷；漫肿无头，用醋或葱酒调敷；亦可用植物油或蜂蜜调敷，一日数次。

**【注意事项】**

1．该药品为外用药，不可内服。

2．疮疡阴证者不宜用。

3．用毕洗手，切勿接触眼睛、口腔等黏膜处。皮肤破溃处禁用。

4．忌食辛辣、油腻食物及海鲜等发物。

5．该药品不宜长期或大面积使用，用药后局部出现皮疹等过敏表现者应停用。

6．对该药品过敏者禁用，过敏体质者慎用。

7．孕妇慎用。

**【规格】** 每袋装 9g。

**【贮藏】** 密封。

**【药理毒理】** 本品有抗菌、抗炎、镇痛等作用。

·**抗菌** 体外试验，本品对溶血性链球菌、金黄色葡萄球菌、铜绿假单胞菌和大肠杆菌有抑制作用[1-4]。对金黄色葡萄球菌感染大鼠局部创面形成的溃疡，本品外敷能提高脓性分泌物和血清中溶菌酶的含量[4, 5]。

**·抗炎**　外敷本品可抑制大鼠炎性肉芽囊增生，减少炎症范围及肉芽囊炎症灶的坏死面积，减少炎性渗出液，保护血管内皮细胞，减轻血管壁的通透性[2]，还能抑制足肿胀[6]，促进醋酸致大鼠肛周溃疡的愈合[6]。

**·镇痛**　本品可提高小鼠热板法的痛阈值[7]。

**【临床应用】**文献报道，如意金黄散可引起过敏性皮疹[8]。

**【参考文献】**

[1] 冯家兴，杨立珍. 金黄散抑菌作用的初步观察 [J]. 贵阳医学院学报，1987，12（1）：93.

[2] 周聪和，谭新华，李彪. 金黄散外用抗感染实验研究 [J]. 辽宁中医杂志，1989，13（12）：35.

[3] 赵洪武，朱起桃，陈林娜，等. 如意金黄散提取液体外抗菌作用研究 [J]. 时珍国药研究，1991，2（1）：12.

[4] 吴献群，刘小平. 如意金黄散的临床及实验研究 [J]. 时珍国医国药，1998，9（6）：573.

[5] 王喜云，周永慧，严春海. 金黄膏治疗疮疡的实验研究——对溶菌酶含量的影响 [J]. 中药药理与临床，1987，4（4）：22.

[6] 周艳，傅永锦，潘竞锵，等. 金黄散的药效学研究 [J]. 中国新医药，2003，2（8）：4.

[7] 刘云，何光星，齐尚斌，等. 金黄散和新金黄散药理比较研究 [J]. 中成药，1992，15（7）：25.

[8] 贾秀荣，董全达. 如意金黄散外敷引起过敏反应1例 [J]. 中医外治杂志，1995，（1）：44.

## 紫金锭

**【处方】** 山慈菇、红大戟、千金子霜、五倍子、麝香、朱砂、雄黄。

**【功能与主治】** 辟瘟解毒，消肿止痛。用于中暑，脘腹胀痛，恶心呕吐，痢疾泄泻，小儿痰厥；外治疔疮疖肿，痄腮，丹毒，喉风。

**【用法与用量】** 口服，一次 0.6 ~ 1.5g，一日 2 次。外用，醋磨调敷患处。

**【禁忌】** 孕妇禁服。

**【注意事项】**

1．气血虚弱者慎用。

2．肝肾功能不全者慎用。

3．本品含有毒药物，不宜过量、久用。

**【规格】** 每锭重（1）0.3g，（2）3g。

**【贮藏】** 密封。

**【药理毒理】** 本品有镇痛、抗炎、抗肿瘤等作用。

· **镇痛** 本品能减少腹腔注射醋酸所致小鼠扭转体次数[1]。

· **抗炎** 本品能降低腹腔注射醋酸所致的小鼠毛细血管通透性增高[1]。

· **抗肿瘤** 紫金锭能抑制和杀伤白血病小鼠 L7212 白细胞，缓解、减轻白血病细胞对肝脾的浸润作用，延长白血病小鼠生存期[2]。

· **其他** 本品体外对金黄色葡萄球菌、大肠杆菌、铜绿假单胞菌均有抑制作用[1]。本品能降低离体兔肠自主舒缩运动，降低乙酰胆碱、氯化钡刺激离体兔肠收缩运动频率[1]。

**【临床应用】** 有本品用于治疗儿童癫痫、带状疱疹的报道[3, 4]。有文献报道服紫金锭偶见恶心或腹泻，外用可出现局部皮肤红肿、丘疹及破溃[5]。

**【参考文献】**

[1] 袁劲松，汤翠娥. 紫金锭胶囊的药效学研究 [J]. 中药药理与临床，2001，17（4）：6.

[2] 唐由军，陈刚，张若英，等. 紫金锭及其加味抗急性白血病的实验研究 [J]. 山东中医学院学报，1989，13（6）：58.

[3] 王焕庭. 紫金锭与紫参片治疗儿童癫痫105例报告 [J]. 中医杂志，1983，（1）：48.

[4] 董鹤琏. 紫金锭治疗带状疱疹381例 [J]. 广西中医药，1996，19（6）：15.

[5] 钟裕. 紫金锭引起过敏反应1例 [J]. 海峡药学，1995，7（4）：49.

# 附二

## 治疗丹毒的常用中成药简表

| 证型 | 药物名称 | 功能 | 主治病证 | 用法用量 | 备注 |
|------|----------|------|----------|----------|------|
| 风热毒蕴证 | 牛黄解毒丸（片、胶囊、软胶囊） | 清热解毒。 | 用于火热内盛，咽喉肿痛，牙龈肿痛，口舌生疮，目赤肿痛。 | 丸剂：口服。水蜜丸一次2g，大蜜丸一次1丸，一日2～3次。<br>片剂：口服。小片一次3片，大片一次2片，一日2～3次。<br>胶囊：口服。小粒一次3粒，大粒一次2粒，一日2～3次。<br>软胶囊：口服。一次4粒，一日2～3次。 | 丸剂：基药，药典<br>片剂：基药，药典<br>胶囊：基药，药典<br>软胶囊：基药，药典 |

| 证型 | 药物名称 | 功能 | 主治病证 | 用法用量 | 备注 |
|---|---|---|---|---|---|
| 风热毒蕴证 | 清瘟解毒丸（片） | 清瘟解毒。 | 用于外感时疫，憎寒壮热，头痛无汗，口渴咽干，痄腮，大头瘟。 | 丸剂：口服。水蜜丸一次2丸，大蜜丸一次2丸，一日2次；小儿酌减。片剂：口服。一次6片，一日2～3次。 | 丸剂：药典片剂：药典 |
| | 芩连片 | 清热解毒，消肿止痛。 | 用于脏腑蕴热，头痛目赤，口鼻生疮，热痢腹痛，湿热带下，疮疖肿痛。 | 口服。一次4片，一日2～3次。 | 药典 |
| 肝脾湿火证 | 龙胆泻肝丸（颗粒、口服液） | 清肝胆，利湿热。 | 用于肝胆湿热，头晕目赤，耳鸣耳聋，耳肿疼痛，胁痛口苦，尿赤涩痛，湿热带下。 | 丸剂：口服。水丸一次3～6g，大蜜丸一次1～2丸，一日2次。颗粒剂：温开水送服。一次1～2袋，一日2次。口服液：口服。一次10ml，一日3次。 | 丸剂：药典颗粒剂：药典口服液：药典 |
| 湿热毒蕴证 | 二妙丸 | 燥湿清热。 | 用于湿热下注，足膝红肿热痛，下肢丹毒，白带，阴囊湿痒。 | 口服。一次6～9g，一日2次。 | 药典 |
| | 西黄丸（胶囊） | 清热解毒，和营消肿。 | 用于痈疽疔毒，瘰疬，流注，癌肿等。 | 丸剂：口服。一次3g，一日2次。胶囊：口服。一次4粒，一日2次；或遵医嘱。 | 丸剂：药典，医保胶囊：医保 |
| 胎火蕴毒证 | 黄连解毒丸 | 泻火，解毒，通便。 | 用于三焦积热，口舌生疮，目赤头痛，便秘溲赤，心胸烦热，热痢泄泻，咽痛衄血，疮疖痔血。 | 口服。一次3g，一日1～3次；小儿酌减。 | |
| | 安宫牛黄丸（胶囊、散） | 清热解毒，镇惊开窍。 | 用于热病，邪入心包，高热惊厥，神昏谵语；中风昏迷及脑炎、脑膜炎、中毒性脑病、脑出血、败血症见上述证候者。 | 丸剂：口服。一次1丸，一日1次；小儿3岁以内一次1/4丸，4～6岁一次1/2丸，一日1次；或遵医嘱。胶囊：口服。一次4粒，一日1次；小儿3岁以内一次1粒，4～6岁一次 | 丸剂：药典，基药胶囊：药典散剂：药典 |

| 证型 | 药物名称 | 功能 | 主治病证 | 用法用量 | 备注 |
|------|---------|------|---------|---------|------|
| 胎火蕴毒证 | | | | 2粒，一日1次；或遵医嘱。<br>散剂：口服。一次1.6g，一日1次；小儿3岁以内者一次0.4g，4～6岁一次0.8g，一日1次；或遵医嘱。 | |
| | 紫雪散（胶囊） | 清热开窍，熄风止痉。 | 用于热邪内陷心包，热盛动风证。症见高热烦躁，神昏谵语，痉厥，斑疹吐衄，口渴引饮，唇焦齿燥，尿赤便秘，舌红绛苔干黄，脉数有力或弦数，以及小儿热盛惊厥。 | 散剂：口服。一次1.5～3g，一日2次；周岁小儿一次0.3g，5岁以内小儿每增1岁，递增0.3g，一日1次；5岁以上小儿酌情服用。<br>胶囊：口服。一次1.5～3g，一日2次；周岁小儿一次0.3g，5岁以内小儿每增1岁，递增0.3g，一日1次；5岁以上小儿酌情服用。 | 散剂：药典 |
| 外治法 | 如意金黄散 | 清热解毒，消肿止痛。 | 用于热毒瘀滞肌肤所致疮疡肿痛，丹毒流注，症见肌肤红、肿、热、痛，亦可用于跌打损伤。 | 外用。红肿，烦热，疼痛，用清茶调敷；漫肿无头，用醋或葱酒调敷；亦可用植物油或蜂蜜调敷，一日数次。 | 药典，基药，医保 |
| | 紫金锭 | 辟瘟解毒，消肿止痛。 | 用于中暑，脘腹胀痛，恶心呕吐，痢疾泄泻，小儿痰厥；外治疔疮疖肿，痄腮，丹毒，喉风。 | 口服，一次0.6～1.5g，一日2次。外用，醋磨调敷患处。 | 药典，医保 |

# 痈

痈（carbuncle）是外科常见、多发疾病，是邻近多个毛囊及其周围组织的急性化脓性感染，或由多个疖相互融合而成，病菌以金黄色葡萄球菌为主。此外，还可能有其他病菌进入病灶（多菌感染）。一般可见表皮葡萄球菌、链球菌、假单孢菌属、类大肠杆菌、绿脓杆菌等。

痈常见于糖尿病患者与身体衰弱者，好发于皮肤韧厚的项、背部。四季均可发病，多发于夏秋季节，中老年人、男性易患此病。痈初起在皮肤上即有粟粒脓点，继则灼热、肿胀、疼痛，易向深部及周围扩散，脓头亦相继增多，溃后状如蜂窝。由于脓液一时不易畅泄，所以肿块范围常为 9～12cm，甚至大可盈尺。皮肤局部灼热，压痛明显，区域淋巴结常有肿大、压痛。多数患者有较重的全身症状，如寒战、发热、头痛和食欲减退等全身感染症状，症状严重者，亦能引起疽毒内陷（即脓毒血症、败血症），也有因此而死亡者，感染常从一个毛囊底部开始，沿阻力较小的皮下脂肪组织蔓延至深筋膜，再向外周扩散，并向上侵入毛囊群而形成多脓头的隆起炎性浸润灶。病变位置较深，浸润范围较广，形成明显的红肿、疼痛的硬块，可累及周围和下部的结缔组织等，使其表面皮肤血运障碍，甚至坏死。自行破溃常较慢，致炎症沿皮下组织向外周扩展（不容易局限），当有其他细菌侵入形成混合感染时，可引起脓毒血症、败血症。

实验室检查：血常规检查可见血白细胞及中性粒细胞计数增多。可进行脓血的培养、药物敏感试验。

现代医学临床常根据病情采用积极治疗原发病，去除发病诱因，局部湿敷或药物外敷，配合局部理疗，对症选择抗生素治疗及手术治疗等方法。

中医称本病为"有头疽"，发于背部及腰两侧者称之为"发背"、"搭手"，发于项部者称为"对口"、"偏口"。中医认为是经络阻遏、营卫不和、气血为毒邪壅塞不通，发为本病。

## 一、中医病因病机分析及常见证型

中医认为痈是外感风热、寒湿或外来伤害，致气血失调，逆于肉里所致；也可因过食膏粱厚味等，脾胃运化失常，湿热火毒内生，聚而成形，发为痈肿；或情志内伤、肾水亏损，阴虚火炽，致脏腑蕴毒而发。总之，经络阻遏、营卫不和、气血为毒邪壅塞不通，发为本病。

针对个人体质不同，可分为实证型和虚中夹实型；根据发病机理不同，可分为热毒蕴结、湿热壅滞、阴虚火炽、气虚毒滞等证；根据病情发展变化可分为初期、成脓期和收口期。

## 二、辨证选择中成药

### （一）实证型

中医认为实证型可分为热毒蕴结和湿热壅滞两种证型。在每种证型的初期临床表现、治法和选药有所差异，但病变进展到成脓期、收口期后，其临床表现、辨证要点趋于一致，治法和选药基本相同，可相互参考。

**1. 热毒蕴结证**

**（1）初期**

【临床表现】局部皮肤焮红、灼热疼痛，高肿坚硬，根脚坚硬收束，有粟形脓头，可伴有恶寒发热，头痛泛恶，口渴，便秘溲赤；舌苔黄燥，脉洪滑数。

【辨证要点】局部皮肤红、肿、热、痛，伴见恶寒发热，头痛泛恶，口渴，便秘溲赤，舌苔黄燥，脉洪滑数。

【病机简析】脏腑不调而腠理开泄，受于风热等，日久则阻塞经络，气血运行失常，逆于肉里，蕴结肌肤而肿；痈肿渐甚，气血凝聚，血脉不通则痛；郁久化热，皮温增高，故皮色焮红；热阻卫阳，卫阳被遏，不能透达肌表，则恶寒发热；火热之邪其性炎上，故头痛；胃热上逆则泛恶；热盛伤阴故口渴；热结膀胱则溲赤；热结大肠则便秘；舌苔黄燥，脉洪滑数为里有内热之象。

【治法】清热解毒，疏表散结，活血止痛。

【辨证选药】内服可选用牛黄解毒丸（片、胶囊、软胶囊）、牛黄醒消丸、牛黄化毒片、连翘败毒丸（片、膏）等。外用如意金黄散、伤疖膏等。

此类中成药多由牛黄、麝香、双花、连翘、乳香、没药、薄荷、桔梗等药物组成，牛黄、麝香、双花、连翘清热解毒、通窍散结，薄荷、桔梗疏表透邪，乳香、没药理气活血、消肿止痛，共用可发挥良好的清热解毒、活血止痛、疏表散结的作用。

**（2）成脓期**

【临床表现】发热持续不退，局部肿势高起，按之中软应指，肿痛剧烈，疮头渐渐腐烂，形如蜂窝，溃出黄白稠厚脓液，可夹杂有紫色血块；舌红苔黄燥，脉弦数。

【辨证要点】发热持续不退，局部肿势高起，肿痛剧烈，疮头渐渐腐烂，形如蜂窝，舌红苔黄燥，脉弦数。

【病机简析】气血郁久化热，故发热持续不退，皮温逐渐增高，皮色渐红；痛肿渐甚，气血凝聚加重，血脉不通则痛，故肿痛剧烈；气血郁久化热，热盛肉腐，化为脓液，故疮头渐渐腐烂，按之中软应指，溃出黄白稠厚脓液；舌红苔黄燥，脉弦数等为里热内盛之征象。

【治法】清热解毒，活血透脓。如肿疡已化脓，采用排脓方法：切开引流或火针烙法，可用三棱针刺血，禁忌艾灸。溃破后脓流不畅，可药线引流。

【辨证选药】可选用牛黄化毒片、连翘败毒丸（片、膏）等。外用拔毒膏、复方黄柏液等。

此类中成药于清热解毒药中多配合白芷、天南星等解毒透脓之品。多由牛黄、金银花、连翘、大黄、栀子、黄芩、赤芍、白芷、羌活、麻黄、桔梗、甘草等药物组成，诸药共用可发挥良好的清热解毒、活血透脓的作用。

（3）收口期

【临床表现】脓腐渐尽，新肉开始生长。肉色红活，逐渐收口而愈。

【辨证要点】脓液黄白稠厚，出脓量逐渐减少，肿痛减轻。

【病机简析】若正气充盛，壅滞的气血化为脓液排出，则脓出畅达，疮面腐肉脱落；热毒血瘀随脓排出，局部气血通畅，瘀去新生，脓尽肌生，逐渐向愈。即易消、易溃、易敛。

**【治法】** 清余热，活血生肌。

**【辨证选药】** 腐肉脓毒已出尽，一般不需要内服药。外用可选生肌玉红膏、橡皮生肌膏、生肌散等。

2. **湿热壅滞证**

（1）初期

**【临床表现】** 局部皮肤焮红，灼热疼痛，高肿坚硬，根脚坚硬收束，有粟形脓头，伴全身壮热，朝轻暮重，胸闷呕恶，口渴；苔白腻或黄腻，脉弦滑洪数。

**【辨证要点】** 局部症状与热毒蕴结证相同，伴全身壮热，朝轻暮重，胸闷呕恶，口渴，苔腻，脉弦滑洪数。

**【病机简析】** 饮食不节，过食膏粱厚味或恣啖生冷等，脾胃运化失常，内生水湿，与热相抟结而成形，壅滞气血，发为痈肿。湿性黏腻，故病程胶着，缠绵难愈。湿热交蒸，故伴全身壮热，头身困重，肢体酸痛；气分湿热郁蒸，湿性重浊，阻遏阳气，阻滞经络，故身热不退，朝轻暮重；湿热壅滞于胸，肺气失于宣降，故胸闷；湿热壅滞于胃，胃气失于降浊，则呕恶；苔白腻或黄腻，脉濡数为湿热征象。

**【治法】** 清热祛湿，消肿散结。

**【辨证选药】** 内服清血内消丸等，外用龙珠软膏。

此类中成药于清热解毒药中多配合木通、瞿麦等利水消肿，黄芩、黄连、黄柏等清热燥湿，雄黄、桔梗等通阳利水的药物，以增强祛湿之效，共同发挥良好的清热祛湿，消肿散结的作用。

（2）成脓期

同热毒蕴结证。

**（3）收口期**

同热毒蕴结证。

**（二）虚中夹实型**

中医学认为虚中夹实型可分为阴虚火炽和气虚毒滞两个证型。

**1. 阴虚火炽证（糖尿病患者多见）**

**（1）初期**

【临床表现】素有消渴证，局部肿势平塌，根盘散漫，疮面紫滞，疼痛剧烈。伴全身状热，舌燥，口干，饮食少思，大便秘结，小便短赤；舌红，苔黄燥，脉细弦数。

【辨证要点】肿势塌，根脚散，皮色紫，疼痛剧，伴全身壮热，舌燥，口渴，多饮，大便燥结，小便短赤；舌红，苔黄燥，脉细弦数。

【病机简析】膏粱损胃，思虑伤脾，恣欲伤肾，都可致气竭精伤，真阴亏损，相火自生，血脉瘀滞，故疮面皮色紫滞，肿势平塌；真阴亏损，阴液不充，疮形根盘散漫；瘀而不通，故疼痛；阴虚则生内热，故伴全身发热；热浊之气蒙蔽心神，即烦躁；脾胃阴虚，运化水湿不利，津液不上布，故口渴多饮；大肠阴虚化燥，故大便秘结；膀胱及肾阴亏虚，则小便短赤；阴虚火旺，可有舌红，苔黄燥，脉细弦数等征象。

【治法】滋阴降火，清热解毒，活血散结。

【辨证选药】可选用知柏地黄丸、西黄丸（胶囊）、紫金锭等。

此类中成药多由山慈菇、千金子霜、七叶一枝花、地锦草、蟾蜍皮、蜈蚣、牛黄、麝香、雄黄等清热解毒，活血散结、解痉通窍的药物组成，可发挥良好的清热解毒，活血散结作用。

（2）成脓期

**【临床表现】**脓腐难化，脓水稀少或带血水，不易脱腐，疮色紫滞，肉芽翻出；舌红，苔黄燥，脉细弦数。

**【辨证要点】**脓水稀少，疮色紫滞，肉芽翻出。

**【病机简析】**若正气不足，壅滞的气血难化为脓，现阴液亏虚，故脓腐难化，脓水稀少或带血水；阴虚则生内热，故疮色紫滞，肉芽翻出；而脓出不畅，疮面腐肉难以脱落。即难消、难溃、难敛。

**【治法】**清热解毒，通窍定痉，活血止痛。溃破后脓流不畅者需药线引流。

**【辨证选药】**内服六神丸、梅花点舌丸（胶囊）等。外用解毒生肌膏。

此类中成药多以牛黄、麝香、蟾酥、雄黄、珍珠粉、冰片等清热解毒、通窍定痉，乳香、没药、血竭等活血散结、止痛，共同发挥清热解毒、通窍定痉、活血止痛的作用。

（3）收口期

**【临床表现】**疮色紫滞，肉芽翻出，新肌生长亦慢，愈合迟缓。

**【辨证要点】**疮色紫滞，愈合迟缓。

**【病机简析】**阴亏则血脉瘀滞，故疮面皮色紫滞；阴虚生内热，故肉芽翻出；阴虚生化乏源，故新肌生长缓慢，难敛难愈。若正气不足，壅滞的气血难化为脓，而脓出不畅，疮面腐肉难以脱落。即难消、难溃、难敛。

**【治法】**清热养阴，活血生肌，凉血定痛。

**【辨证选药】**内服龙血竭胶囊等。外敷生肌散等。

此类中成药多由龙血竭、裸花紫珠等药物组成，有清余毒、养阴、活血、止痛生肌的作用。

**2. 气虚毒滞证**

**（1）初期**

**【临床表现】**疮形平塌散漫，皮色灰暗不泽，闷肿胀痛不显，胀重于痛，伴全身畏寒发热，或身热不扬，大便溏薄，小便频数，精神萎靡，面色少华；舌质淡红，苔白腻，脉细数无力。

**【辨证要点】**疮形平塌，皮色暗，胀重于痛，腐肉少，脓液少，伴发热或身微热，小便数，精神萎靡，面色不华，舌质淡红，苔白腻，脉细数无力。

**【病机简析】**年老气虚或久病、久劳伤气，气虚不能托毒外出，则漫肿平塌，根盘散漫；气虚运行无力，血瘀不能外荣皮毛，故皮色灰暗不泽；正虚不能与邪气抗争，病在气分，故胀重于痛；气虚阳浮，可伴身热不扬或畏寒发热；气虚则膀胱气化无力，肾不固摄，故小便频数；脾气虚则升清失职，故大便溏薄。气虚则津血淤滞，输布无力，故口渴；气血亏虚，不荣肌肤，故精神萎靡，面色少华；可见舌质淡红，苔白或微黄，脉沉细无力等气虚征象。

**【治法】**清热解毒，通窍定痉，益气活血，扶正托毒。

**【辨证选药】**内服小金丸（胶囊）、活血消炎丸等。外用膏药阳和解凝膏。

此类中成药多以牛黄、麝香等通窍，清热解毒；乳香、没药、五灵脂、蜈蚣、地龙等活血散结，消肿止痛；雄黄、草乌温阳散结，扶正托毒；石菖蒲、黄米和胃益气，共同发挥清热解毒，通窍定痉，益气活血止痛的作用。

**（2）成脓期**

**【临床表现】**腐肉不化，脓液稀薄，色带灰绿，脓水清稀，腐肉难脱，疮口易成空腔。

**【辨证要点】**脓水清稀，腐肉难脱。

**【病机简析】**阳虚不能生化脓液而托毒外出，故腐肉不化，脓液稀少，易成空腔。

**【治法】**清热解毒，益气托毒，活血止痛。溃破后脓流不畅者药线引流，有袋脓者可加用垫棉法。

**【辨证选药】**活血解毒丸等。

此类中成药多以麝香通窍，清热解毒；乳香、没药、当归、地龙、蜈蚣等活血散结，消肿止痛；雄黄、草乌温阳散结，扶正托毒；石菖蒲、黄米和胃益气，共同发挥清热解毒，益气托毒，活血止痛的作用。

**（3）收口期**

**【临床表现】**疮缘不齐，呈穿凿现象，疮色不鲜，疮口易成空腔。新肌生长缓慢，疮面难敛。

**【辨证要点】**疮缘不齐，疮面难敛。

**【病机简析】**气虚化腐生肌无力，新肌生长缓慢，则疮缘不齐，疮口易成空腔；气虚不能托毒外出，疮面若正气不足，生化无力，壅滞的气血难化为脓，故脓出不畅，疮面腐肉难以脱落。即难消、难溃、难敛。

**【治法】**清余毒，益气，养阴，生肌收口。

**【辨证选药】**一般不需要内服药。外用可选橡皮生肌膏、生肌玉红膏、生肌散、京万红软膏等。体虚弱者可配合服用八珍丸等。

## 三、用药注意

临床选药必须以辨证论治的思想为指导，针对不同证型和病情的发展变化，选择与其相对证的药物，才能收到较为满意的疗效。另外，应随时注意监测患者的症状和体征，若局部成脓，应及早切开引流、配合相应口服和外用药，一旦出现脓毒血症、感染性休克等危急情况，需紧急综合处理。对于具体药品的饮食禁忌、配伍禁忌、妊娠禁忌、证候禁忌、病证禁忌、特殊体质禁忌、特殊人群禁忌等，各药品内容中均有详细介绍，用药前务必仔细阅读。

## 附一

### 常用治疗痈的中成药药品介绍

#### （一）热毒蕴结证常用中成药品种

#### 牛黄解毒丸（片、胶囊、软胶囊）

【处方】人工牛黄、雄黄、石膏、大黄、黄芩、桔梗、冰片、甘草。

【功能与主治】清热解毒。用于火热内盛，咽喉肿痛，牙龈肿痛，口舌生疮，目赤肿痛。

【用法与用量】

丸剂：口服。水蜜丸一次2g，大蜜丸一次1丸，一日2~3次。

片剂：口服。小片一次3片，大片一次2片，一日2~3次。

胶囊：口服。小粒一次3粒，大粒一次2粒，一日2~3次。

软胶囊：口服。一次 4 粒，一日 2 ～ 3 次。

【禁忌】孕妇禁用。

【注意事项】

1．虚火上炎所致口疮、牙痛、喉痹者慎用。

2．脾胃虚弱者慎用。

3．不宜与强心苷类、生物碱类、抗生素类或异烟肼、维生素 B1 等药物合用。

4．特异性或过敏体质者不宜使用。

5．本品含有雄黄，不宜过量、久服。

【规格】

丸剂：水蜜丸，每 100 丸重 5g；大蜜丸，每丸重 3g。

片剂：小片，每片重 0.27g；大片，每盒装 24 片。

胶囊：每粒装（1）0.3g（小粒），（2）0.4g（大粒）。

软胶囊：每粒装 0.4g。

【贮藏】密封。

【药理毒理】本品有抗炎、抑菌、解毒、镇痛等作用。

·**抗炎** 牛黄解毒片对蛋清诱发的大鼠足肿胀有抑制作用，对巴豆油致小鼠耳郭炎症有抑制作用，能抑制醋酸致小鼠腹腔毛细血管通透性增加[1]。

·**抑菌** 体外抑菌试验，牛黄解毒片对金黄色葡萄球菌、耐药金黄色葡萄球菌、变形杆菌和白色葡萄球菌有抑制作用[1]。

·**解热** 牛黄解毒颗粒能抑制 2，4-二硝基酚引起的大鼠体温升高，能抑制霍乱菌苗引起的家兔体温升高[2]。

·**镇痛** 牛黄解毒颗粒能减少醋酸致小鼠扭体反应次数，延长热板法引起的小鼠疼痛反应潜伏期[2]。

·**其他** 牛黄解毒片可降低口腔黏膜加弗氏佐剂诱导家兔口腔溃疡发生率，使口腔局部病理变化减轻[3]。

·**毒理** 牛黄解毒片原料粉以1.28、3.21、6.43g/kg给大鼠连续灌胃14日，高、中剂量组给药期间体重增长缓慢，与对照组比较差异有显著性；病理组织学检查：高、中剂量组大鼠肝脏细胞可见明显水肿、嗜酸性变、脂肪性变等，高剂量组还可见肝小叶内灶状坏死、汇管区增宽、胆管及纤维结缔组织细胞增生，小剂量组肝脏未见明显病变。停药7日，高、中剂量组大鼠肝脏病理改变减轻，坏死灶中出现较多枯否细胞[4]。

**【参考文献】**

[1] 孟海琴，高淑华，都兴稼，等.牛黄解毒片的抗炎、抑菌作用研究[J].中国中药杂志，1992，17（12）：747.

[2] 杨耀芳，王钦茂，张伟媚，等.牛黄解毒颗粒剂的解热、镇痛和抗炎作用的研究[J].安徽医科大学学报，1996，31（2）：87-90.

[3] 常新华，李佩州，于臣志.口疮宁颗粒对实验家兔免疫性口腔溃疡的疗效观察[J].天津中医，2002，19（5）：46.

[4] 傅丽玲，周宗灿，宫恩聪，等.牛黄解毒片经口对大鼠的急性和14天毒性[J].北京医科大学学报，1997，29（6）：546.

## 牛黄醒消丸

**【处方】** 牛黄、麝香、乳香（制）、没药（制）、雄黄。

**【功能与主治】** 清热解毒，活血祛瘀，消肿止痛。用于热毒郁滞、痰郁互结所致的痈疽发背，瘰疬流注，乳痈乳岩，无名肿毒。

**【用法与用量】** 用温黄酒或温开水送服。一次3g，一日1～2

次；患在上部，临睡前服；患在下部，空腹时服。

【禁忌】孕妇禁用。

【注意事项】

1．脾胃虚弱、身体虚者慎用。

2．疮疡阴证者不宜用。

3．不宜长期使用。

4．若用药后出现皮肤过敏反应及时停用。

5．忌食辛辣、油腻食物及海鲜等发物。

【规格】每瓶装 3g。

【贮藏】密闭，防潮。

## 牛黄化毒片

【处方】天南星（制）、连翘、金银花、白芷、甘草、乳香、没药、牛黄。

【功能与主治】解毒消肿，散结止痛。用于疮疡、乳痈、红肿疼痛。

【用法与用量】口服。一次 8 片，一日 3 次；小儿酌减。

【注意事项】孕妇慎用。

【规格】每片重 0.62g。

【贮藏】密封，置阴凉干燥处。

## 连翘败毒丸（片、膏）

【处方】金银花、连翘、大黄、紫花地丁、蒲公英、栀子、白芷、黄芩、赤芍、浙贝母、桔梗、玄参、木通、防风、白鲜皮、甘草、蝉蜕、天花粉。

**【功能与主治】** 清热解毒，消肿止痛。用于疮疖溃烂，灼热发烧，流脓流水，丹毒疱疹，疥癣痛痒。

**【用法与用量】**

丸剂：口服。一次 9g，一日 1 次。

片剂：口服。一次 4 片，一日 2 次。

膏剂：口服。一次 15g，一日 2 次。

**【禁忌】**

1．孕妇忌用。

2．对本品过敏者禁用。

**【注意事项】**

1．疮疡阴证者不宜用。

2．不宜食辛辣、油腻食物及海鲜等发物。

3．不宜在服药期间同时服用滋补性中药。

4．高血压、心脏病患者慎服。

5．有糖尿病、肝病、肾病等慢性病严重者应在医师指导下服用。

6．过敏体质者慎用。

**【规格】**

丸剂：每 100 粒重 6g。

片剂：每片重 0.6g。

膏剂：每瓶装（1）30g，（2）60g，（3）120g。

**【贮藏】** 密封。

## （二）湿热壅滞证常用中成药品种

### 清血内消丸

【处方】金银花、连翘、栀子（姜炙）、拳参、大黄、蒲公英、黄芩、黄柏、木通、玄明粉、赤芍、乳香（醋炙）、没药（醋炙）、桔梗、瞿麦、玄参、薄荷、雄黄、甘草。

【功能与主治】清热祛湿，消肿败毒。用于脏腑积热、风湿毒热引起的疮疡初起，红肿坚硬，痈疽不休，憎寒发热，二便不利。

【用法与用量】口服。一次6g，一日3次。

【禁忌】孕妇禁用。

【注意事项】

1．疮疡阴证者慎用。

2．不可久用。

3．忌食辛辣、油腻食物及海鲜等发物。

【规格】每100粒重6g。

【贮藏】密闭。

## （三）阴虚火炽证常用中成药品种

### 知柏地黄丸

【处方】知母、黄柏、熟地黄、山茱萸（制）、牡丹皮、山药、茯苓、泽泻。

【功能主治】滋阴降火。用于阴虚火旺，潮热盗汗，口干咽痛，耳鸣遗精，小便短赤。

**【用法与用量】**口服。水蜜丸一次 6g，小蜜丸一次 9g，大蜜丸一次 1 丸，一日 2 次；浓缩丸一次 8 丸，一日 3 次。

**【注意事项】**

1．气虚发热及实热者慎用。

2．感冒者慎用。

3．脾虚便溏、气滞中满者慎用。

4．服药期间忌食辛辣、油腻食物。

**【规格】**水蜜丸，每 30 粒重 6g；小蜜丸，每瓶装 120g；浓缩丸，每 10 丸重 1.7g；大蜜丸，每丸重 9g。

**【贮藏】**密闭，防潮。

**【药理毒理】**本品有降血糖，调节神经内分泌，增强免疫功能等作用。

·**降血糖**　本品能降低正常及四氧嘧啶所致高血糖小鼠的血糖，减少小鼠的饮水量[1]。

·**调节神经内分泌**　本品可对抗瘦素（leptin）诱导的幼龄雌鼠性早熟[2]；能提高肾上腺皮质激素型肾阴虚大鼠血浆皮质醇（CORT）、促肾上腺皮质激素（ACTH）促肾上腺皮质素释放激素（CRH）水平及肾上腺指数，恢复肾上腺组织形态和细胞正常分泌功能[3]。

·**增强免疫**　本品可提高肾上腺皮质激素致肾阴虚幼龄大鼠血清中 IL-2、IL-6、IgG 水平和脾指数；减轻氢化可的松引起的脾脏组织结构的改变，拮抗氢化可的松的免疫抑制作用[4]。

**【参考文献】**

[1] 陈光娟 . 知柏地黄丸对小鼠血糖的影响 [J]. 中药药理与临床，1993，（4）：2.

[2] 刘孟渊，徐雯，肖柳英，等.知柏地黄丸对瘦素诱导特发性性早熟模型小鼠的影响[J].广州中医药大学学报，2008，25（6）：544.

[3] 史正刚，潘璺璺，张士卿.知柏地黄丸对肾上腺皮质激素型肾阴虚幼龄大鼠血浆 CORT、ACTH、CRH 及肾上腺指数和组织学结构的影响[J].中国中医基础医学杂志，2006，12（3）：167.

[4] 史正刚，于霞，张士卿.知柏地黄丸对肾上腺皮质激素致肾阴虚幼龄大鼠免疫功能的影响[J].中国实验方剂学杂志，2006，12（1）：62.

# 西黄丸（胶囊）

**【处方】** 牛黄、乳香（醋制）、没药（醋制）、麝香。

**【功能与主治】** 清热解毒，消肿散结。用于热毒壅结所致的痈疽疔毒，瘰疬，流注，癌肿等。

**【用法与用量】**

丸剂：口服。一次 3g，一日 2 次。

胶囊：口服。一次 4 粒，一日 2 次；或遵医嘱。

**【禁忌】** 孕妇禁用。

**【注意事项】**

1. 脾胃虚寒者慎用。

2. 服药期间忌食辛辣刺激食物。

3. 运动员慎用。

**【规格】**

丸剂：每 20 粒重 1g。

胶囊：每粒装 0.25g。

【贮藏】密闭，防潮。

【药理毒理】本品有抑制肿瘤，抗乳腺增生作用。

· **抑制肿瘤** 本品含药血清对人乳腺癌细胞株（MCF-7）的生长有抑制作用，并可干扰其细胞周期[1]；本品浸提液能使原发性肝癌细胞株（SMMC7721）中 G0-G1 期细胞比例降低，G2-M 期细胞比例增多；体内可降低移植性宫颈癌细胞 U14 荷瘤小鼠模型 U14 细胞 G0-G1 期细胞比例，增加 G2-M 期细胞比例，提示该药可以通过影响细胞周期发挥抑瘤作用[2]；本品浸提液体外可降低 SMMC7721 细胞株分泌血管内皮生长因子（VEGF）的水平及基质金属蛋白酶（MMP-2、MMP-9）的活性[3]。

· **抗乳腺增生** 本品还降低苯甲酸诱导的大鼠乳腺增生模型血雌二醇含量，升高孕酮的水平；增加 SOD 活性，降低 MDA 含量；能够提高肾上腺系数并抑制胸腺系数的减少[4]。

【参考文献】

[1] 梁文波，张雪梅，宋旦旨.西黄丸含药血清对人乳腺癌细胞生长的影响 [J].时珍国医国药，2007，18（6）：1371.

[2] 金沈锐，祝彼得，泰旭华.西黄丸对人肝癌细胞 SMMC7721 及小鼠宫颈癌细胞 U14 周期的影响 [J].时珍国医国药，2007，18（11）：2782.

[3] 金沈锐，张新胜，祝彼得，等.西黄丸对肝癌细胞 SMMC7721 分泌的血管内皮生长因子及基质金属蛋白酶 2、9 的影响 [J].中成药，2008，30（7）：1079.

[4] 梁文波，陈杰，邢福有.西黄丸治疗大鼠乳腺增生作用机理的研究 [J].辽宁中医杂志，2007，34（2）：232.

# 紫金锭

**【处方】** 山慈菇、红大戟、千金子霜、五倍子、麝香、朱砂、雄黄。

**【功能与主治】** 辟瘟解毒，消肿止痛。用于中暑，脘腹胀痛，恶心呕吐，痢疾泄泻，小儿痰厥；外治疔疮疖肿，痄腮，丹毒，喉风。

**【用法与用量】** 口服，一次 0.6～1.5g，一日 2 次。外用，醋磨调敷患处。

**【禁忌】** 孕妇禁服。

**【注意事项】**

1．气血虚弱者慎用。

2．肝肾功能不全者慎用。

3．本品含有毒药物，不宜过量、久用。

**【规格】** 每锭重（1）0.3g，（2）3g。

**【贮藏】** 密封。

**【药理毒理】** 本品有镇痛、抗炎、抗肿瘤等作用。

· **镇痛** 本品能减少腹腔注射醋酸所致小鼠扭转体次数[1]。

· **抗炎** 本品能降低腹腔注射醋酸所致的小鼠毛细血管通透性增高[1]。

· **抗肿瘤** 紫金锭能抑制和杀伤白血病小鼠 L7212 白细胞，缓解、减轻白血病细胞对肝脾的浸润作用，延长白血病小鼠生存期[2]。

· **其他** 本品体外对金黄色葡萄球菌、大肠杆菌、铜绿假单胞菌均有抑制作用[1]。本品能降低离体兔肠自主舒缩运动，降低乙酰胆碱、氯化钡刺激离体兔肠收缩运动频率[1]。

**【临床应用】** 有本品用于治疗儿童癫痫、带状疱疹的报道[3, 4]。有文献报道服紫金锭偶见恶心或腹泻，外用可出现局部皮肤红肿、丘疹、及破溃[5]。

**【参考文献】**

[1] 袁劲松，汤翠娥．紫金锭胶囊的药效学研究 [J].中药药理与临床，2001，17（4）：6.

[2] 唐由军，陈刚，张若英，等．紫金锭及其加味抗急性白血病的实验研究 [J].山东中医学院学报，1989，13（6）：58.

[3] 王焕庭．紫金锭与紫参片治疗儿童癫痫105例报告 [J].中医杂志，1983，（1）：48.

[4] 董鹤琏．紫金锭治疗带状疱疹381例 [J].广西中医药，1996，19（6）：15.

[5] 钟裕．紫金锭引起过敏反应1例 [J].海峡药学，1995，7（4）：49.

## 六神丸

**【处方】** 人工牛黄、麝香、蟾酥、珍珠粉、冰片、百草霜等。

**【功能与主治】** 清热解毒，消肿利咽，化腐止痛。用于烂喉丹痧，咽喉肿痛，喉风喉痛，单双乳蛾，小儿热疖，痈疡疔疮，乳痈发背，无名肿毒。

**【用法与用量】** 口服。1岁一次1粒，2岁一次2粒，3岁一次3～4粒，4～8岁一次5～6粒，9～10岁一次8～9粒，成年一次10粒，一日3次，温开水吞服。另可外敷在皮肤红肿处，取丸十数粒，用冷开水或米醋少许，盛食匙中化散，敷搽4

周，一日数次常保潮润，直至肿退为止。如红肿已将出脓或已穿烂，切勿再敷。

**【禁忌】** 孕妇忌用。

**【注意事项】**

1．老人、儿童及素体脾胃虚弱者慎用。

2．本品含有毒药物，不宜长期或过量服用。

3．外用不可入眼。

4．本品不宜与利舍平等降压药合用，不宜与氯琥珀胆碱合用，不宜与酶制剂、硫酸盐类同服。

5．阴虚火旺者慎用。

6．服药期间忌食辛辣刺激食物。

**【规格】** 每 1000 粒重 3.125g。

**【贮藏】** 密封。

**【药理毒理】** 本品有抗肿瘤等作用。

·**抗肿瘤** 本品可抑制 $S_{180}$ 移植瘤生长，降低肿瘤微血管密度，使肿瘤组织中血管内皮生长因子（VEGF）、碱性纤维母细胞生长因子（b-FGF）表达明显下降[1, 2]。本品能抑制 $H_{22}$ 肝癌细胞移植实体瘤的生长[3]；诱导 HL-60 白血病细胞凋亡，凋亡率与剂量呈正相关[4]。

·**毒理** Beagle 犬对本品的最大耐受量为 1.8mg/kg，最小致死量为 48.6mg/kg[5]。

**【参考文献】**

[1] 李炜，赵旭涛，孙莉，等 . 六神丸抗肿瘤血管生成的实验研究 [J]. 中医药学报，2006，34（4）：327.

[2] 张春荣，姜伟，齐元富 . 六神丸对鼠 $S_{180}$ 生长的抑制作用与

抑制血管生成的关系 [J]. 中国预防医学杂志，2005，6（4）：327.

[3] 丁诗语，孙莉，田项楠，等. 六神丸对 $H_{22}$ 肝癌抑瘤及减毒效果的实验研究 [J]. 山西医科大学学报，1999，30（S）：61.

[4] 于志峰，戴锡孟，马洁，等. 六神丸诱导 HL-60 细胞凋亡的实验研究 [J]. 中医研究，2005，18（6）：14.

[5] 齐卫红，李欣，沈连忠，等.Beagle 犬经口给予六神丸急性毒性研究 [J]. 毒理学杂志，2007，21（4）：303.

## 梅花点舌丸（胶囊）

【处方】白梅花、蟾酥、乳香、没药、血竭、冰片、朱砂、雄黄、石决明、硼砂、沉香、葶苈子、牛黄、熊胆、麝香、珍珠。

【功能与主治】清热解毒，消肿止痛。用于火毒内盛所致的疔疮痈肿初期，咽喉牙龈肿痛，口舌生疮。

【用法与用量】

丸剂：口服，一次 3 丸，一日 1 ～ 2 次。外用，用醋化开，敷于患处。

胶囊：口服，一次 1 粒，一日 1 ～ 2 次。外用，将胶囊内容物用醋化开，敷于患处。

【禁忌】孕妇禁用。

【注意事项】

1．阴虚火旺者慎用。

2．服药期间忌食辛辣、油腻、鱼腥食物，戒烟酒。

3．不宜过量或长期服用。

4．本品外用不可入眼。

5．本品外用时，应首先清洁患处，将药用醋化开敷于患处。

6. 如用药于口腔、咽喉处，先漱口清除口腔食物残渣，用药后禁食 30 ~ 60min。

**【规格】**

丸剂：每 10 丸重 1g。

胶囊：每粒装 0.3g。

**【贮藏】**密封。

## 龙血竭胶囊

**【处方】**龙血竭、淀粉、羧甲基淀粉钠、乳糖。

**【功能与主治】**活血散瘀，定痛止血，敛疮生肌。用于跌打损伤，瘀血作痛，妇女气血凝滞，外伤出血，脓疮久不收口，以及慢性结肠炎所致的腹痛、腹泻等症。

**【用法与用量】**口服。一次 4 ~ 6 粒，一日 3 次；或遵医嘱。取龙血竭胶囊 10 粒，去外壳取药末，加入 75% 酒精适量，调成稀糊状，外敷患处，敷料覆盖，并用胶布固定。每日换药 2 ~ 3 次，一般用药 4 ~ 5 日可愈。

**【禁忌】**孕妇忌服。

**【注意事项】**

1. 忌食生冷、油腻食物。

2. 经期及哺乳期妇女慎用，儿童、年老体弱者应在医师指导下服用。

3. 高血压、心脏病、肝病、糖尿病、肾病等慢性病严重者应在医师指导下服用。

4. 用药 3 天症状无缓解，或出现局部红肿、疼痛、活动受限等不适症状时应去医院就诊。

5．对本品过敏者禁用，过敏体质者慎用。

6．本品性状发生改变时禁止使用。

7．儿童必须在成人监护下使用。

8．请将本品放在儿童不能接触的地方。

9．如正在使用其他药品，使用本品前请咨询医师或药师。

【规格】每粒装 0.3g。

【贮藏】密封。

## （四）气虚毒滞证常用中成药品种

# 小金丸（胶囊）

【处方】人工麝香、木鳖子（去壳去油）、制草乌、枫香脂、乳香（制）、没药（制）、五灵脂（醋炒）、酒当归、地龙、香墨。

【功能与主治】散结消肿，化瘀止痛。用于痰气凝滞所致的瘰疬、瘿瘤、乳岩、乳癖，症见肌肤或肌肤下肿块一处或数处，推之能动，或骨及骨关节肿大、皮色不变、肿硬作痛。

【用法与用量】

丸剂：打碎后口服。一次 1.2 ~ 3g，一日 2 次；小儿酌减。

胶囊：口服。一次 3 ~ 7 粒，一日 2 次；小儿酌减。

【禁忌】孕妇、哺乳期禁用。

【注意事项】

1．体虚者需慎服。

2．疮疡阳证者不宜用。

3．不宜长期使用。

4．肝肾功能不全者慎用。

5．应适当控制脂肪类食物的摄入。

6．忌食辛辣、油腻食物及海鲜等发物。

7．服药过程中如出现体表红疹、瘙痒等过敏反应，应注意暂时停药或及时就诊遵医嘱执行。

**【规格】**

丸剂：（1）每 100 丸重 3g，（2）每 100 丸重 6g，（3）每 10 丸重 6g。

胶囊：每粒装 0.35g。

**【贮藏】** 密封。

**【药理毒理】** 本品有抗炎和镇痛作用。

·**抗炎** 本品对二甲苯所致小鼠耳肿胀和角叉菜胶所致大鼠足肿胀有抑制作用[1]。

·**镇痛** 本品对醋酸和甲醛所致的小鼠疼痛均有对抗作用[1]。

**【参考文献】**

[1] 金捷，金祖汉，杨明华，等．小金胶囊抗炎、镇痛作用药效学试验 [J]. 中国现代应用药学杂志，2002，19（3）：179.

## 活血消炎丸

**【处方】** 乳香（醋炙）、没药（醋炙）、牛黄、石菖蒲浸膏、黄米（蒸熟）。

**【功能与主治】** 活血解毒，消肿止痛。用于毒热结于脏腑经络引起的痈疽、乳痈，症见局部红肿热痛，有结块。

**【用法与用量】** 温黄酒或温开水送服。一次 3g，一日 2 次。

**【禁忌】** 孕妇禁用。

**【注意事项】**

1．痈疽已溃破者慎用。

2．脾胃虚弱者慎用。

3．若出现皮肤过敏反应需立即停药。

4．忌食辛辣、油腻食物及海鲜等发物。

**【规格】** 每 100 粒重 5g。

**【贮藏】** 密封。

## 活血解毒丸

**【处方】** 乳香（醋炙）、没药（醋炙）、蜈蚣、黄米（蒸熟）、石菖蒲浸膏、雄黄粉。

**【功能与主治】** 解毒消肿，活血止痛。用于肺腑毒热，气血凝结引起的痈毒初起，乳痈乳炎，红肿高大，坚硬疼痛，结核，疔毒恶疮，无名肿毒。

**【用法与用量】** 温黄酒或温开水送服。一次 3g，一日 2 次。

**【禁忌】** 孕妇禁用。

**【注意事项】**

1．疮疡成脓或已破溃者慎用。

2．疮疡阴证者不宜用。

3．脾胃虚弱者慎用。

4．不可久用。

5．忌食辛辣、油腻食物及海鲜等发物。

**【规格】** 每 100 粒重 5g。

**【贮藏】** 密闭，防潮。

## （五）外治法常用中成药品种

### 1. 初期

# 如意金黄散

【处方】姜黄、大黄、黄柏、苍术、厚朴、陈皮、甘草、生天南星、白芷、天花粉。

【功能与主治】清热解毒，消肿止痛。用于热毒瘀滞肌肤所致疮疡肿痛、丹毒流注，症见肌肤红、肿、热、痛，亦可用于跌打损伤。

【用法与用量】外用。红肿、烦热、疼痛，用清茶调敷；漫肿无头，用醋或葱酒调敷；亦可用植物油或蜂蜜调敷，一日数次。

【注意事项】

1. 本品为外用药，不可内服。

2. 疮疡阴证者不宜用。

3. 用毕洗手，切勿接触眼睛、口腔等黏膜处。皮肤破溃处禁用。

4. 忌食辛辣、油腻食物及海鲜等发物。

5. 本品不宜长期或大面积使用，用药后局部出现皮疹等过敏表现者应停用。

6. 对本品过敏者禁用，过敏体质者慎用。

7. 孕妇慎用。

【规格】每袋装 9g。

【贮藏】密封。

【药理毒理】本品有抗菌、抗炎、镇痛等作用。

·**抗菌** 体外试验，本品对溶血性链球菌、金黄色葡萄球菌、铜绿假单胞菌和大肠杆菌有抑制作用[1-4]。对金黄色葡萄球菌感染大鼠局部创面形成的溃疡，本品外敷能提高脓性分泌物和血清中溶菌酶的含量[4-5]。

·**抗炎** 外敷本品可抑制大鼠炎性肉芽囊增生，减少炎症范围及肉芽囊炎症灶的坏死面积，减少炎性渗出液，保护血管内皮细胞，减轻血管壁的通透性[2]，还能抑制足肿胀[6]，促进醋酸致大鼠肛周溃疡的愈合[6]。

·**镇痛** 本品可提高小鼠热板法的痛阈值[7]。

【临床应用】 文献报道，如意金黄散可引起过敏性皮疹[8]。

【参考文献】

[1] 冯家兴，杨立珍. 金黄散抑菌作用的初步观察[J]. 贵阳医学院学报，1987，12（1）：93.

[2] 周聪和，谭新华，李彪. 金黄散外用抗感染实验研究[J]. 辽宁中医杂志，1989，13（12）：35.

[3] 赵洪武，朱起桃，陈林娜，等. 如意金黄散提取液体外抗菌作用研究[J]. 时珍国药研究，1991，2（1）：12.

[4] 吴献群，刘小平. 如意金黄散的临床及实验研究[J]. 时珍国医国药，1998，9（6）：573.

[5] 王喜云，周永慧，严春海. 金黄膏治疗疮疡的实验研究——对溶菌酶含量的影响[J]. 中药药理与临床，1987，4（4）：22.

[6] 周艳，傅永锦，潘竞锵，等. 金黄散的药效学研究[J]. 中国新医药，2003，2（8）：4.

[7] 刘云，何光星，齐尚斌，等. 金黄散和新金黄散药理比较研究[J]. 中成药，1992，15（7）：25.

[8] 贾秀荣，董全达．如意金黄散外敷引起过敏反应 1 例 [J]. 中医外治杂志，1995，（1）：44.

## 伤疖膏

**【处方】** 黄芩、连翘、生天南星、白芷、冰片、薄荷脑、水杨酸甲酯。

**【功能与主治】** 清热解毒，消肿止痛。用于热毒蕴结肌肤所致的疮疡，症见红、肿、热、痛、未溃破。亦用于乳腺炎，静脉炎及其他皮肤损伤。

**【用法与用量】** 外用。贴于患处，每日更换 1 次。

**【注意事项】**

1．孕妇慎用。

2．不可内服。

3．疮疡阴证者不宜用。

4．皮肤过敏者慎用。

5．忌食辛辣、油腻食物及海鲜等发物。

**【规格】**（1）5cm×6.5cm，（2）5cm×7cm，（3）7cm×10cm。

**【贮藏】** 密封。

## 龙珠软膏

**【处方】** 人工麝香、人工牛黄、珍珠、琥珀、硼砂、冰片、炉甘石。

**【功能与主治】** 清热解毒，消肿止痛，祛腐生肌。适用于疮疖、红、肿、热、痛及轻度烫伤。

**【用法与用量】** 外用。取适量膏药涂抹患处或摊于纱布上贴患处，一日 1 次，溃前涂药宜厚，溃后涂药宜薄。

**【禁忌】** 孕妇禁用。

**【注意事项】**

1．不可内服。

2．不可久服。

3．疮疡阴证者不宜用。

4．溃疡脓腐未清者慎用。

5．若用药后出现皮肤过敏反应需及时停用。

6．忌食辛辣、油腻食物及海鲜等发物。

**【规格】** 每支装（1）10g，（2）20g。

**【贮藏】** 密封。

**【药理毒理】** 本品有促进皮肤溃疡愈合、抗烧伤作用。

**·促进皮肤溃疡愈合** 本品外用对家兔皮肤溃疡模型具有抗感染、促进伤口愈合、消肿止痛等作用[1]。

**·抗实验性烧伤、烫伤** 本品外用可治疗Ⅲ度烧伤伴金黄色葡萄球菌感染小鼠和Ⅲ度烫伤后伴绿脓杆菌感染大鼠，使平均生毛时间减少，生存率提高，焦痂下细菌数减少[2]。

**【参考文献】**

[1] 艾蕙兰，黄一宪，周银珍．珍珠粉、龙珠软膏合用治疗褥疮 [J]．湖北中医杂志，2000，22（10）：38.

[2] 曾凡波，崔小瑞，周漠炯．龙珠软膏治疗烧伤、烫伤的药效学研究 [J]．中国中医药科技，2001，8（4）：240.

## 阳和解凝膏

**【处方】** 鲜牛蒡草（或干品）、鲜凤仙、透骨草（或干品）、生川乌、桂枝、大黄、当归、生草乌、生附子、地龙、僵蚕、赤芍、白芷、白蔹、白及、川芎、续断、防风、荆芥、五灵脂、木香、香橼、陈皮、肉桂、乳香、没药、苏合香、麝香。

**【功能与主治】**温阳化湿，消肿散结。用于阴疽，瘰疬未溃，寒湿痹痛。

**【用法与用量】**外用。加温软化，贴于患处。

**【禁忌】**孕妇禁用。

**【注意事项】**

1．疮疡阳证者慎用。

2．不可内服。

3．不可久用。

4．若用药后出现皮肤过敏反应需及时停用。

5．忌食辛辣、油腻食物及海鲜等发物。

**【规格】**每张净重（1）1.5g，（2）3g，（3）6g，（4）9g。

**【贮藏】**密闭，置阴凉干燥处。


2．成脓期


## 拔毒膏

**【处方】**金银花、连翘、大黄、栀子、黄柏、赤芍、川芎、木鳖子、蓖麻子、蜈蚣、红粉、轻粉等26味。

**【功能与主治】**清热解毒，活血消肿。多用于热毒瘀滞肌肤所致的疮疡，症见肌肤红、肿、热、痛，或已成脓。

**【用法与用量】**外用。加热软化，贴于患处，隔日换药1次，溃脓时每日换药1次。

**【注意事项】**

1．肿疡未成脓者不宜用。

2．孕妇慎用。

3．不可内服。

4．不可久用。

5．若用药后出现皮肤过敏反应需及时停用。

6．忌食辛辣、油腻食物及海鲜等发物。

**【规格】** 每张净重 0.5g。

**【贮藏】** 密封。

## 复方黄柏液

**【处方】** 连翘、黄柏、金银花、蒲公英、蜈蚣。

**【功能与主治】** 清热解毒，消肿祛腐。用于疮疡溃后，伤口感染，属阳证者。

**【用法与用量】** 外用。浸泡纱布条外敷于感染伤口内，或破溃的脓肿内。若溃疡较深，可用直径 0.5 ~ 1.0cm 的无菌胶管，插入溃疡深部，以注射器抽取本品进行冲洗。用量一般 10 ~ 20ml，一日 1 次；或遵医嘱。

**【注意事项】**

1．使用本品前应注意按常规换药法清洁或清创病灶。

2．开瓶后不宜久存。

3．孕妇慎用。

4．忌食辛辣、油腻食物及海鲜等发物。

**【规格】** 每瓶装（1）20ml，（2）100ml。

**【贮藏】** 密封，置阴凉处。

**【药理毒理】** 本品有促进伤口愈合、抗炎及抗滴虫作用。

·**促进伤口愈合** 本品局部用药可减少背部伤口疮疡模型兔伤口红肿面积及分泌物[1-4]。

·**抗炎** 本品滴鼻，对急性鼻炎模型豚鼠可减少其黏性分泌物量及上皮细胞的破坏[5]。

·**抗滴虫** 本品体外对阴道毛滴虫有抑制作用[6]。

**【参考文献】**

[1] 钟京秀，蒋庆铃.复方黄柏液治疗宫颈糜烂320例临床观察 [J].华北煤炭医学院学报，2003，5（4）：493.

[2] 丁明利.复方黄柏液治疗溃疡期褥疮 [J].河南中医，2000，20（6）：65.

[3] 李元红.复方黄柏液皮肤科新用 [J].中国中医急症，2006，15（6）：672.

[4] 郭鸣放，宋建徽，谢彦华，等.复方黄柏液促进伤口愈合的实验研究 [J].河北医科大学学报，2001，22（1）：11.

[5] 赵邠兰，黄晓红，姚志道，等.复方黄柏液对豚鼠鼻黏膜作用的初步试验 [J].中国中西医结合耳鼻咽喉科杂志，1997，5（1）：10.

[6] 张秀昌，赵志刚.复方黄柏液体外杀灭阴道毛滴虫的效果观察 [J].河北中医，2002，24（9）：720.

## 解毒生肌膏

**【处方】** 紫草、当归、白芷、甘草、乳香（醋制）、轻粉。

**【功能与主治】** 活血散瘀，消肿止痛，解毒拔脓，祛腐生肌。用于各类创面感染Ⅱ度烧伤。

**【用法与用量】** 外用。摊于纱布上敷患处。

**【注意事项】**

1．不可内服。

2．肿疡未溃、溃疡腐肉未尽者不宜用。

3．孕妇慎用。

4．若用药后出现皮肤过敏反应需及时停用。

5．忌食辛辣、油腻食物及海鲜等发物。

6．开始敷用本品时，创面脓性分泌物增多，只需轻轻沾去分泌物即可，不宜重擦。1周后分泌物逐渐减少。治疗过程中，宜勤换敷料。

**【规格】** 软膏，每支装20g。

**【贮藏】** 密封，避光，置阴凉处。

**【药理毒理】** 促进创面愈合。本品可使大鼠糖尿病足溃疡面减小，促进肉芽组织生长，创面愈合时间缩短[1]。

**【参考文献】**

[1] 吕雅莉，梁龙彦，刘阳，等．中药解毒生肌膏治疗大鼠糖尿病足的实验研究[J].中国中西医结合急救杂志，2008，15（4）：234-235.

### 3．收口期

## 生肌玉红膏

**【处方】** 轻粉、紫草、白芷、当归、血竭、甘草、虫白蜡。

**【功能与主治】** 解毒，祛腐，生肌。用于热毒壅盛所致的疮疡，症见创面色鲜，脓腐将尽，或久不收口；亦用于乳痈。

**【用法与用量】**外用。创面清洗后外涂本膏，一日1次。

**【注意事项】**

1．孕妇慎用。

2．溃疡脓腐未清者慎用。

3．不可久用。

4．不可内服。

5．若用药后出现皮肤过敏反应需及时停用。

6．忌食辛辣、油腻食物及海鲜等发物。

**【规格】**每盒装12g。

**【贮藏】**密闭，置阴凉干燥处。

**【药理毒理】**本品具有促进创面愈合、改善创面微循环的作用。

·**促进创面愈合** 本品能够减少患者结核性痈瘘术后创面渗液量，缩短肉芽组织、上皮组织和创面愈合时间，促进伤口愈合[1]。本品外治配合中药熏洗，可减少肛肠病术后创口组织液渗出，加速创口胶原纤维及细胞的重新组合，促进创口早日愈合[2]。

·**改善创面微循环** 对模板打洞法形成小鼠机械性全层皮肤圆形创面，本品可刺激毛细血管生成及扩张，同时可减少创面毛细血管微血栓的形成[3]。

**【参考文献】**

[1] 李浩增，张悦．生肌玉红膏对结核性痈瘘术后创口愈合的促进作用 [J]．广州中医药大学学报，2005，7（22）：276．

[2] 包学龙．生肌玉红膏综合疗法促进痔瘘术后创面愈合的临床观察 [J]．中医研究，2007，20（2）：36．

[3] 姚昶，施裕新，朱永康，等．生肌玉红膏对小鼠机械性创面微循环影响的实验研究 [J]．江苏中医药，2005，26（11）：68．

## 橡皮生肌膏

**【处方】**血余、龟甲、地黄、当归、石膏、炉甘石、蜂蜡等。

**【功能与主治】**去痛生肌，消炎长皮。用于褥疮、烧伤及大面积创面感染的后期治疗。

**【用法与用量】**外用。摊于脱脂棉上敷患处。

**【注意事项】**不可内服。

**【规格】**每瓶装 30g。

**【贮藏】**密闭，置阴凉处。

## 生肌散

**【处方】**象皮（滑石烫）、乳香（醋制）、没药（醋制）、血竭、儿茶、冰片、龙骨（煅）、赤石脂。

**【功能与主治】**解毒生肌。用于热毒壅盛、气血耗伤所致的溃疡，症见创面脓水将尽，久不收口。

**【用法与用量】**外用。取本品少许，薄撒于患处。

**【注意事项】**

1．肿疡未溃，溃疡腐肉未尽者不宜用。

2．若用药后出现皮肤过敏反应需及时停用。

3．不可内服。

4．忌食辛辣、油腻食物及海鲜等发物。

**【规格】**每瓶装 3g。

**【贮藏】**密闭，置阴凉干燥处。

**【药理毒理】**本品有促进创面愈合的作用，能够缩短患者伤口创面的愈合时间[1]。

**【参考文献】**

[1] 王海，丁洁．生肌散治疗伤口经久不愈的临床研究 [J]. 辽宁中医药大学学报，2007，9（1）：94.

## 京万红软膏

**【处方】** 地榆、地黄、罂粟、当归、桃仁、黄连、木鳖子、血余炭、棕榈、半边莲、土鳖虫、穿山甲、白蔹、黄柏、紫草、金银花、红花、大黄、苦参、五倍子、槐米、木瓜、苍术、白芷、赤芍、黄芩、胡黄连、川芎、栀子、乌梅、冰片、血竭、乳香、没药。

**【功能与主治】** 消肿活血，解毒止痛，祛腐生肌。用于水、火、电灼烫伤，疮疡肿痛，皮肤损伤，创面溃烂。

**【用法与用量】** 外用。生理盐水清理创面，涂敷本品；或将本品涂于消毒纱布上，敷盖创面，消毒纱布包扎，一日换药1次。

**【注意事项】**

1．若用药后出现皮肤过敏者需及时停用。

2．不可内服。

3．不可久用。

4．忌食辛辣、海鲜食物。

5．孕妇慎用。

**【规格】**（1）每支装10g，（2）每支装20g，（3）每瓶装30g，（4）每瓶装50g。

**【贮藏】** 密闭。

**【药理毒理】** 本品有促进烧伤创面愈合和抑菌作用。

·**促进烧伤创面愈合** 本品外敷能缩短实验性Ⅲ度烧伤家兔

模型烧伤创面的愈合时间，促进表皮及毛囊皮脂腺生长[1]。

· **抑菌** 本品对金黄色葡萄球菌、痢疾杆菌及部分真菌有抑制作用[2]。

**【参考文献】**

[1] 徐尔珍."京万红"烫伤药膏对实验性烧伤创面愈合的影响[J].中草药，1985，16（11）：17.

[2] 刘懋立，陈长青，赵汪冰，等.京万红治疗局部外伤及体表溃疡 50 例疗效观察[J].河北中医，1991，13（5）：18.

# 附二

## 治疗痈的常用中成药简表

| 证型 | 药物名称 | 功能 | 主治病证 | 用法用量 | 备注 |
|---|---|---|---|---|---|
| | | | 内治法 | | |
| 热毒蕴结证 | 牛黄解毒丸（片、胶囊、软胶囊） | 清热解毒。 | 用于火热内盛，咽喉肿痛，牙龈肿痛，口舌生疮，目赤肿痛。 | 丸剂：口服。水蜜丸一次 2g，大蜜丸一次 1 丸，一日 2～3 次。片剂：口服。小片一次 3 片，大片一次 2 片，一日 2～3 次。胶囊：口服。小粒一次 3 粒，大粒一次 2 粒，一日 2～3 次。软胶囊：口服。一次 4 粒，一日 2～3 次。 | 丸剂：药典，基药，医保；片剂：药典，基药，医保；胶囊：药典，基药，医保；软胶囊：药典，基药，医保 |
| | 牛黄醒消丸 | 清热解毒，活血祛瘀，消肿止痛。 | 用于热毒郁滞、痰郁互结所致的痈疽发背，瘰疬流注，乳痈乳岩，无名肿毒。 | 用温黄酒或温开水送服。一次 3g，一日 1～2 次。患在上部，临睡前服；患在下部，空腹时服。 | 药典，医保 |

| 证型 | 药物名称 | 功能 | 主治病证 | 用法用量 | 备注 |
|---|---|---|---|---|---|
| 热毒蕴结证 | 牛黄化毒片 | 解毒消肿，散结止痛。 | 用于疮疡、乳痈、红肿疼痛。 | 口服。一次8片，一日3次；小儿酌减。 | 医保 |
| | 连翘败毒丸（片、膏） | 清热解毒，消肿止痛。 | 用于疮疖溃烂，灼热发烧，流脓流水，丹毒疱疹，疥癣痛痒。 | 丸剂：口服。一次9g，一日1次。片剂：口服。一次4片，一日2次。膏剂：口服。一次15g，一日2次。 | 丸剂：药典，基药，医保 膏剂：基药，医保 片剂：基药，医保 |
| 湿热壅滞证 | 清血内消丸 | 清热祛湿，消肿败毒。 | 用于脏腑积热、风湿毒热引起的疮疡初起，红肿坚硬，痛痒不休，憎寒发热，二便不利。 | 口服。一次6g，一日3次。 | 药典 |
| 阴虚火炽证 | 知柏地黄丸 | 滋阴降火。 | 用于阴虚火旺，潮热盗汗，口干咽痛，耳鸣遗精，小便短赤。 | 口服。水蜜丸一次6g，小蜜丸一次9g，大蜜丸一次1丸，一日2次；浓缩丸一次8丸，一日3次。 | 药典，基药 |
| | 西黄丸（胶囊） | 清热解毒，消肿散结。 | 用于热毒壅结所致的痈疽疔毒，瘰疬，流注，癌肿等。 | 丸剂：口服。一次3g，一日2次。胶囊：口服。一次4粒，一日2次；或遵医嘱。 | 丸剂：药典，医保 胶囊：医保 |
| | 紫金锭 | 辟瘟解毒，消肿止痛。 | 用于中暑，脘腹胀痛，恶心呕吐，痢疾泄泻，小儿痰厥；外治疔疮疖肿，痄腮，丹毒，喉风。 | 口服。一次0.6～1.5g，一日2次。外用，醋磨调敷患处。 | 药典，医保 |
| | 六神丸 | 清热解毒，消肿利咽，化腐止痛。 | 用于烂喉丹痧，咽喉肿痛，喉风喉痈，单双乳蛾，小儿热疖，痈疡疔疮，乳痈发背，无名肿毒。 | 口服。1岁一次1粒，2岁一次2粒，3岁一次3～4粒，4～8岁一次5～6粒，9～10岁一次8～9粒，成年一次10粒，一日3次，温开水吞服。另可外敷在皮肤红肿 | 药典 |

| 证型 | 药物名称 | 功能 | 主治病证 | 用法用量 | 备注 |
|------|---------|------|---------|---------|------|
| 阴虚火炽证 | | | | 处，取丸十数粒，用冷开水或米醋少许，盛食匙中化散，敷搽4周，一日数次常保潮润，直至肿退为止。如红肿已将出脓或已穿烂，切勿再敷。 | |
| | 梅花点舌丸（胶囊） | 清热解毒，消肿止痛。 | 用于火毒内盛所致的疔疮痈肿初期，咽喉牙龈肿痛，口舌生疮。 | 丸剂：口服，一次3丸，一日1～2次。外用，用醋化开，敷于患处。胶囊：口服，一次1粒，一日1～2次。外用，将胶囊内容物用醋化开，敷于患处。 | 药典 |
| | 龙血竭胶囊 | 活血散瘀，定痛止血，敛疮生肌。 | 用于跌打损伤，瘀血作痛，妇女气血凝滞，外伤出血，脓疮久不收口，以及慢性结肠炎所致的腹痛、腹泻等症。 | 口服。一次4～6粒，一日3次。或遵医嘱。取龙血竭胶囊10粒，去外壳取药末，加入75%酒精适量，调成稀糊状，外敷患处，敷料覆盖，并用胶布固定。每日换药2～3次，一般用药4～5日可愈。 | |
| 气虚毒滞证 | 小金丸（胶囊） | 散结消肿，化瘀止痛。 | 用于痰气凝滞所致的瘰疬、瘿瘤、乳岩、乳癖，症见肌肤或肌肤下肿块一处或数处，推之能动，或骨及骨关节肿大、皮色不变、肿硬作痛。 | 丸剂：打碎后口服。一次1.2～3g，一日2次；小儿酌减。胶囊：口服。一次3～7粒，一日2次；小儿酌减。 | 药典，基药，医保 |
| | 活血消炎丸 | 活血解毒，消肿止痛。 | 用于毒热结于脏腑经络引起的痈疽、乳痛，症见局部红肿热痛，有结块。 | 温黄酒或温开水送服。一次3g，一日2次。 | 药典 |

| 证型 | 药物名称 | 功能 | 主治病证 | 用法用量 | 备注 |
|------|---------|------|---------|---------|------|
| 气虚毒滞证 | 活血解毒丸 | 解毒消肿，活血止痛。 | 用于肺腑毒热，气血凝结引起的痈毒初起，乳痈乳炎，红肿高大，坚硬疼痛，结核，疔毒恶疮，无名肿毒。 | 温黄酒或温开水送服。一次3g，一日2次。 | 药典，医保 |
| **外治法** | | | | | |
| 初期 | 如意金黄散 | 清热解毒，消肿止痛。 | 用于热毒瘀滞肌肤所致疮疡肿痛、丹毒流注，症见肌肤红、肿、热、痛，亦可用于跌打损伤。 | 外用。红肿、烦热、疼痛，用清茶调敷；漫肿无头，用醋或葱酒调敷；亦可用植物油或蜂蜜调敷，一日数次。 | 药典，基药，医保 |
| 初期 | 伤疖膏 | 清热解毒，消肿止痛。 | 用于热毒蕴结肌肤所致的疮疡，症见红、肿、热、痛、未溃破。亦用于乳腺炎，静脉炎及其他皮肤损伤。 | 外用。贴于患处，每日更换1次。 | 药典 |
| 初期 | 龙珠软膏 | 清热解毒，消肿止痛，祛腐生肌。 | 适用于疮疖、红、肿、热、痛及轻度烫伤。 | 外用。取适量膏药涂抹患处或摊于纱布上贴患处，一日1次，溃前涂药宜厚，溃后涂药宜薄。 | 药典，医保 |
| 初期 | 阳和解凝膏 | 温阳化湿，消肿散结。 | 用于阴疽，瘰疬未溃，寒湿痹痛。 | 外用。加温软化，贴于患处。 | 药典，医保 |
| 成脓期 | 拔毒膏 | 清热解毒，活血消肿。 | 多用于热毒瘀滞肌肤所致的疮疡，症见肌肤红、肿、热、痛，或已成脓。 | 外用。加热软化，贴于患处，隔日换药1次，溃脓时每日换药1次。 | 药典，医保 |

| 证型 | 药物名称 | 功能 | 主治病证 | 用法用量 | 备注 |
|---|---|---|---|---|---|
| 成脓期 | 复方黄柏液 | 清热解毒，消肿祛腐。 | 用于疮疡溃后，伤口感染，属阳证者。 | 外用。浸泡纱布条外敷于感染伤口内，或破溃的脓肿内。若溃疡较深，可用直径 0.5～1.0cm 的无菌胶管，插入溃疡深部，以注射器抽取本品进行冲洗。用量一般 10～20ml，一日 1 次；或遵医嘱。 | 药典 |
| | 解毒生肌膏 | 活血散瘀，消肿止痛，解毒拔脓，祛腐生肌。 | 用于各类创面感染Ⅱ度烧伤。 | 外用。摊于纱布上敷患处。 | 药典，医保 |
| 收口期 | 生肌玉红膏 | 解毒祛腐，生肌。 | 用于热毒壅盛所致的疮疡，症见创面色鲜，脓腐将尽，或久不收口；亦用于乳痈。 | 外用。创面清洗后外涂本膏，一日 1 次。 | 药典，医保 |
| | 橡皮生肌膏 | 去痛生肌，消炎长皮。 | 用于褥疮、烧伤及大面积创面感染的后期治疗。 | 外用。摊于脱脂棉上敷患处。 | |
| | 生肌散 | 解毒生肌。 | 用于热毒壅盛、气血耗伤所致的溃疡，症见创面脓水将尽，久不收口。 | 外用。取本品少许，薄撒于患处。 | 药典 |
| | 京万红软膏 | 消肿活血，解毒止痛，祛腐生肌。 | 用于水、火、电灼烫伤，疮疡肿痛，皮肤损伤，创面溃烂。 | 外用。生理盐水清理创面，涂敷本品；或将本品涂于消毒纱布上，敷盖创面，消毒纱布包扎，一日换药 1 次。 | 基药，药典 |

# 毛囊炎

　　毛囊炎（folliculitis）为金黄色葡萄球菌所引起的红色毛囊丘疹，为毛囊部的急性、亚急性或慢性化脓性或非化脓性炎症。主要发生于未成年人，免疫力低下或糖尿病患者。

　　现代医学认为，毛囊炎常由凝固酶阳性葡萄球菌引起，其他致病菌也可以引发此病。主要是金黄色葡萄球菌，偶有表皮葡萄球菌、链球菌、假单孢菌属和类大肠杆菌。毛发的牵拉、搔抓、皮肤的浸渍、局部密封包扎、皮肤受损、经常接触焦油类物质、或长期应用焦油类软膏或皮质类固醇激素药物，以及皮肤经常摩擦等刺激，均为本病的诱发因素。毛囊炎初起为红色充实性丘疹，以后迅速发展成丘疹性脓疮，继而干燥、结痂，痂脱不留痕迹。皮疹数目多，但不融合，自觉瘙痒或轻度疼痛。起病时为一硬结，有局部红、肿、疼痛及压痛。数日后，病源扩大，中央出现黄白色脓栓，继而软化，破溃，脓汁排出，炎症减轻渐愈。疖肿较大时，可有发热、头痛及乏力等全身症状，白细胞数增高。面部疖肿如合并颅内感染时，面部肿胀严重，可伴寒战、高热、头痛等海绵窦感染性栓塞。本病好发于头部、颈部、前胸及后背，亦可发生于臀部及身体其他部位。成人好发于多毛部位；小儿则多发于头发部位，愈后可留下小片秃发。

　　一般治疗，轻症去除脓头，涂以2%碘酊。用含有消毒剂的肥皂或 1:5000 的高锰酸钾清洗。外用硫磺炉甘石洗剂、5% 聚维酮碘等。重症可全身使用抗生素。顽固反复发作者可注射丙种球蛋白、自血疗法、多价葡萄球菌或自身疫苗。可采用紫外线照射，超短波治疗，多源红外线治疗，氦氖激光、二氧化碳激光治疗等物理疗法。

中医对本病早有记载。生于项后发际部位者称"发际疮"；生于下颌部者称"须疮"、"燕窝疮"；发于眉间者称"眉恋疮"；发于臀部者称"坐板疮"等。中医学根据其发病部位及形状有不同的命名，如大珠疮、发际疮、羊胡子疮、蝼蛄疖、蝼蛄患、蟮拱头等。

## 一、中医病因病机分析及常见证型

中医学认为，毛囊炎的病因多是湿热内蕴，外受热邪，熏蒸肺系，蕴结肌肤，郁久化热，热盛肉腐成脓，脓毒流窜，相互贯通，发为本病；或素体虚弱，卫外不固，外感热毒；或因皮肤不洁，复遭风毒侵袭，风外搏结所致。

临床上可根据病情将毛囊炎分为肺胃积热、肝肾阴虚、湿热蕴结、气滞血瘀等不同证型。

## 二、辨证选择中成药

### 1. 肺胃积热证

【临床表现】头面部散在丘疹，肿痛，小便短赤，大便秘结，苔薄黄，脉弦滑。

【辨证要点】好发于面部。皮疹红肿疼痛或有脓疱，伴有口渴喜饮，大便秘结。

【病机简析】肺主表，外合皮毛，肺经起于中焦，上行过胸，若腠理不密，热邪乘机侵犯肺经，使肺经血热郁滞，则肺卫失宣，皮毛被郁，邪毒肺热蕴于肌肤而致病；内则由于饮食不节，过食辛辣肥甘厚味，使肺胃积热，积热循手阳明大肠经和足阳明胃经上熏于面部，郁聚于毛孔则发本病。

【治法】清肺解毒。

【辨证选药】内服可选牛黄化毒片，连翘败毒丸（片、膏）等。外用拔毒膏。

此类中成药多由枇杷叶、桑白皮、黄芩、黄连、连翘、金银花、石膏、生地黄、牡丹皮、栀子、白芷、车前草、生薏苡仁等药物组成，可发挥良好的清肺胃郁热、解毒消肿的作用。

## 2. 肝肾阴虚证

【临床表现】皮疹反复发作，迁延日久，可伴有耳鸣，腰酸腿软，烦躁不安，夜睡难寐，口干；舌质红，少苔，脉细。

【辨证要点】好发于女性，与月经周期相关。

【病机简析】肾阴不足，相火过旺，不能上滋于肺，可致肺阴不足，因肺与大肠相表里，当饮食不节，过食膏粱厚味，大肠积热，上蒸于肺胃而致肺胃火热上蒸于头面，血热瘀滞而发痤疮；肝肾同源，肝阴不足，肝火偏旺，郁于表皮而发痤疮。

【治法】疏肝滋阴，清肺凉血。

【辨证选药】可选加味逍遥丸（口服液、合剂），六味地黄丸（片、胶囊、软胶囊、颗粒、口服液），配合连翘败毒丸（片、膏），牛黄化毒片，牛黄消炎丸等。外用拔毒膏。

此类中成药多由柴胡、郁金、地黄、丹皮、金银花、连翘、蒲公英、野菊花、枇杷叶、黄芩、甘草等药物组成，可发挥良好的疏肝滋阴、清热解毒的作用。

### 3. 湿热蕴结证

**【临床表现】**全身好发部位散在丘疹，肿痛，大便黏，口不渴或口渴不欲饮；舌红苔腻，脉沉弦滑。

**【辨证要点】**患者多体胖，舌红苔腻，脉沉弦滑。

**【病机简析】**年轻人素体阳热偏盛，若长期暴饮暴食，或过食肥甘厚味、鱼腥辛辣之品，脾失健运，中焦运化失司，酿生湿浊，积久湿郁化热，聚于毛孔，热滞肌肤血络，外壅肌肤而发痤疮；或久居湿热环境，以致湿邪侵入体内，聚而成为痤疮。

**【治法】**清热凉血祛湿。

**【辨证选药】**可选小败毒膏，牛黄消炎丸（片），清血解毒丸。外用拔毒膏。

此类中成药多由枇杷叶、桑白皮、黄芩、黄连、连翘、白术、茯苓、泽泻等药物组成，可发挥良好的清热凉血祛湿的作用。

### 4. 气滞血瘀证

**【临床表现】**全身好发部位散在丘疹，肿痛，反复发作，毛囊；舌暗苔薄，脉沉弦。

**【辨证要点】**病情反复发作，疮硬，结节，舌暗苔薄。

**【病机简析】**若病情日久不愈，情志不舒，或嗜食辛辣、肥甘，助生内热，或外邪侵袭，都会导致气机郁滞，使血行不畅，气血瘀滞，经脉失畅，血液瘀积，而使皮疹日渐扩大，或局部出现结节。

**【治法】**活血化瘀解毒。

**【辨证选药】**可选小金丸（胶囊），新癀片等。

此类中成药多由赤芍、丹皮、枇杷叶、桑白皮、黄芩、黄连、连翘等药物组成，可发挥良好的清肺解毒的作用。

### 三、用药注意

临床选药必须以辨证论治的思想为指导，针对不同证型，选择与其相对证的药物，才能收到较为满意的疗效。局部出现红肿热痛伴有化脓时，应及时适当选用外治法，包括外敷药、切开引流等。饮食宜清淡，切忌辛辣、油腻食物，以防影响药效的发挥。药品贮藏宜得当，存于阴凉干燥处，药品性状发生改变时禁止服用。药品必须妥善保管，放在儿童不能接触的地方，以防发生意外。儿童若需用药，务请咨询医师，并必须在成人的监护下使用。对于具体药品的饮食禁忌、配伍禁忌、妊娠禁忌、证候禁忌、病证禁忌、特殊体质禁忌、特殊人群禁忌等，各药品内容中均有详细介绍，用药前务必仔细阅读。

## 附一

## 常用治疗毛囊炎的中成药药品介绍

### （一）肺胃积热证常用中成药品种

#### 牛黄化毒片

【处方】天南星（制）、连翘、金银花、白芷、甘草、乳香、没药、牛黄。

【功能与主治】解毒消肿，散结止痛。用于疮疡、乳痈、红肿疼痛。

【用法与用量】口服。一次8片，一日3次；小儿酌减。

【注意事项】孕妇慎用。

【规格】每片重 0.62g。

【贮藏】密封，置阴凉干燥处。

## 连翘败毒丸（片、膏）

【处方】金银花、连翘、大黄、紫花地丁、蒲公英、栀子、白芷、黄芩、赤芍、浙贝母、桔梗、玄参、木通、防风、白藓皮、甘草、蝉蜕、天花粉。

【功能与主治】清热解毒，消肿止痛。用于疮疖溃烂，灼热发烧，流脓流水，丹毒疱疹，疥癣痛痒。

【用法与用量】

丸剂：口服。一次 9g，一日 1 次。

片剂：口服。一次 4 片，一日 2 次。

膏剂：口服。一次 15g，一日 2 次。

【禁忌】

1．孕妇忌用。

2．对本品过敏者禁用。

【注意事项】

1．疮疡阴证者不宜用。

2．不宜食辛辣、油腻食物及海鲜等发物。

3．不宜在服药期间同时服用滋补性中药。

4．高血压、心脏病患者慎服。

5．有糖尿病、肝病、肾病等慢性病严重者应在医师指导下服用。

6．过敏体质者慎用。

**【规格】**

丸剂：每 100 粒重 6g。

片剂：每片重 0.6g。

膏剂：每瓶装（1）30g，（2）60g，（3）120g。

**【贮藏】**密封。

## （二）肝肾阴虚证常用中成药品种

### 加味逍遥丸（口服液、合剂）

**【处方】**柴胡、当归、白芍、炒白术、茯苓、甘草、薄荷、牡丹皮、栀子。

**【功能与主治】**疏肝清热，健脾养血。用于肝郁血虚，肝脾不和，两胁胀痛，头晕目眩，倦怠食少，月经不调，脐腹胀痛；更年期综合征见上述证候者。

**【用法与用量】**

丸剂：口服。一次 6g，一日 2 次。

口服液：口服。一次 10ml，一日 2 次。

合剂：口服。一次 10ml，一日 2 次。

**【注意事项】**

1. 脾胃虚寒、脘腹冷痛、大便溏薄者慎用。

2. 服药期间不宜食生冷、油腻食物。

3. 服药期间注意调节情志，切忌气恼劳碌。

**【规格】**

丸剂：每 100 丸重 6g。

口服液：每支装 10ml。

合剂：每瓶装（1）100ml，（2）150ml。

**【贮藏】** 密封，防潮。

**【药理毒理】** 抗应激作用。本品可增加电刺激诱发应激模型动物胸腺和脾脏指数，减轻胸腺病理损伤，降低胸腺细胞凋亡率；降低血糖及皮质激素水平，下调脑区核团 c-fos、c-jun 蛋白高表达[1, 2]。本品对小站台水环境应激引起的小鼠胸腺损伤有保护作用，增加胸腺、脾指数，降低胸腺 5-羟色胺、糖皮质激素的含量[3, 4]。

**【参考文献】**

[1] 吴振宇，张云，肖健. 阻断交感神经及加味逍遥丸对心理应激小鼠免疫功能的影响 [J]. 中国行为医学科学，2006，15（1）：7-9.

[2] 吴振宇，张云，肖健. 心理应激小鼠脑区核团原癌基因蛋白表达的规律及加味逍遥丸的调节作用的实验研究 [J]. 中国中西医结合杂志，2006，26（11）：998-1002.

[3] 侯静，肖亮，杨军平. 站台水环境应激对神经内分泌和胸腺细胞凋亡的影响及加味逍遥丸的调节作用 [J]. 中国临床康复，2005，9（44）：100-101.

[4] 高书亮，吴振宇，杨军平. 加味逍遥丸对小鼠小站台水环境应激状态调节作用的实验研究 [J]. 江西中医学院学报，2006，18（3）：63-64.

## 六味地黄丸（片、胶囊、软胶囊、颗粒、口服液）

**【处方】** 熟地黄、山茱萸（制）、牡丹皮、山药、茯苓、泽泻，辅料为蜂蜜。

**【功能与主治】** 滋阴补肾。用于肾阴亏损，头晕耳鸣，腰膝酸软，骨蒸潮热，盗汗遗精，消渴。

**【用法与用量】**

丸剂：口服。水丸一次5g，大蜜丸一次1丸，一日2次；浓缩丸一次8丸，一日3次。

片剂：口服。一次8片，一日2次。

胶囊：口服。一次1粒或2粒，一日2次。

软胶囊：口服。一次3粒，一日2次。

颗粒剂：开水冲服。一次5g，一日2次。

口服液：口服。一次10ml，一日2次；儿童酌减，或遵医嘱。

**【注意事项】**

1. 脾虚、气滞、食少纳呆者慎用。

2. 感冒发热患者不宜服用。

3. 体实及阳虚者慎用。

4. 有高血压、心脏病、肝病、糖尿病、肾病等慢性病严重者应在医师指导下服用。

5. 忌食辛辣、油腻食物。

**【规格】**

丸剂：水丸，每袋装5g；大蜜丸，每丸重9g；浓缩丸，每8丸重1.44g（每8丸相当于饮片3g）。

片剂：每片重（1）0.55g，（2）0.35g。

胶囊：每粒装（1）0.3g，（2）0.5g。

软胶囊：每粒装0.38g。

颗粒剂：每袋装5g。

口服液：每支装10ml。

**【贮藏】** 密封。

**【药理毒理】** 本品有增强免疫功能、降血糖、降血脂、抗肿瘤等作用。

· **增强免疫功能** 本品可对抗环磷酰胺所致胸腺、脾脏重量减轻，使淋巴细胞转化功能恢复；对氢化可的松所致的幼鼠胸腺萎缩有对抗作用，能拮抗地塞米松所致小鼠腹腔巨噬细胞功能下降和血液中淋巴细胞降低；增强小鼠巨噬细胞 $C_{3b}$ 受体活性；能促进人扁桃体细胞诱生干扰素的产生[1]。本品可增强正常小鼠 Notch 信号强度，促进胸腺淋巴细胞向 T 抑制性细胞过早分化[2]；能提高小鼠外周血 CD3+ 和 CD4+T 细胞百分率，降低 CD8+T 细胞百分率[3]。

· **降血糖** 本品能降低正常和阴虚动物的血糖含量[4]；降低糖尿病大鼠血糖、尿素氮和甘油三脂、血钾和尿中酮体水平，提高血钠和蛋白水平；增加小鼠肝糖原含量[5]。本品能降低 2 型糖尿病血清游离脂肪酸（FFA）水平，改善胰岛素敏感性指数，增加胰岛 β 细胞数量，使细胞内分泌颗粒丰富，α 细胞数量相对较少，改善胰岛结构[6, 7]。本品能延缓糖尿病大鼠肾脏肥大，降低尿 $β_2$-MG 及尿微量白蛋白[8]。

· **降血脂** 本品能降低实验性高血脂大鼠的 TC 和肝中脂肪含量，升高血清 HDC-C 及 HDL-C/TC 比值。对高脂饲料喂养的小鼠、家兔，本品能降低肝脏、血清中甘油三脂和胆固醇的含量；降低心肌羟脯氨酸浓度，减少心肌胶原沉着及主动脉壁脂质，降低心肌磷脂、主动脉钙值及主动脉和心脏组织结合钙的能力[9]。

· **抗肿瘤** 本品可增强化疗药物对 $S_{180}$ 小鼠抑瘤作用，保护血红蛋白、白细胞、血小板功能，防止心、肝、肾功能的损害，保护 NK 细胞活性，增强 T、B 淋巴细胞转化功能[10]。本品能调控

黑色素瘤 $B_{16}$ 细胞 Cx 株的表达[11]。

· **抗应激**　本品能延长小鼠常压、减压耐缺氧时间，提高异丙肾上腺素小鼠常压耐缺氧能力，延长小鼠的游泳持续时间，促进体重生长，延缓 −15℃所致小鼠冷冻死亡时间[1]。

· **延缓衰老**　本品能改善快速衰老模型小鼠、慢性悬吊应激及氢化可的松处理小鼠的学习记忆能力[12, 13]。改善帕金森病（PD）模型小鼠行为能力，提高酪氨酸羟化酶（TH）活性[14]；可上调快速老化小鼠（SAM）亚系 SAMP8 双特异蛋白磷酸酶包含蛋白（DUSP12）、高尔基体囊泡间蛋白转运的必须成分 NSF、海马中参与信号转导基因 STUB1、钙/钙调蛋白依赖性蛋白激酶 II α 亚基（CaMK II α）、自分泌游动因子受体（AMFR）、线粒体基因泛素细胞色素 C 还原酶亚基（UQCRFS1）[15]。含药脑脊液能抑制 β−淀粉样多肽（A$\beta_{1-40}$）的神经毒性，保护 α7 烟碱型乙酰胆碱受体（α7nAChR）[16]。

· **增强性功能**　本品可减轻氢化可的松所致雄性小鼠性器官、附属器官和肾上腺的萎缩，延缓体重下降，减少小鼠死亡；可增强家兔交配能力[17]。本品能增加更年期综合征患者白细胞 ER 含量及血浆雌二醇水平；增加男性不育患者精子数量、精子活动率及血清中 LH、T 水平[18]。

· **其他**　本品能降低麻醉大鼠血压；对肾动脉结扎型高血压大鼠有降血压作用，并能降低其死亡率；可使高血压大鼠下丘脑、脑干及纹状体的甲−脑啡肽和亮−脑啡肽含量升高[19-22]；能对抗大鼠由于左冠状动脉结扎而引起的心肌 SOD 活性降低及丙二醛死区面积，对大鼠肾缺血也有保护作用[23]。此外，本方还有抗心率失常作用[24, 25]。

**【参考文献】**

[1] 李玲. 六味地黄丸（汤）研究新进展 [J]. 中国中药杂志，1995，34（5）：310-312.

[2] 毕明刚，周文霞，齐春会，等. 六味地黄汤及其拆方对正常小鼠和SAMP8胸腺淋巴细胞分化相关基因表达的影响 [J]. 中国免疫学杂志，2008，24（1）：24-27.

[3] 李家伦，雷世庸. 六味地黄汤对免疫功能低下小鼠的药理作用 [J]. 中国医药指南，2008，6（16）：13-14.

[4] 刘玉琦，葛安霞，邓云龙. 六味地黄汤对虚症动物的影响 [J]. 中成药，1994，16（6）：38-39.

[5] 吴慧平，张喆. 六味地黄丸浸膏对 $\alpha$-葡萄糖苷酶作用研究 [J]. 现代中西医结合杂志，2008，17（36）：5559-5560，5700.

[6] 李佳，薛耀明，潘永华，等. 六味地黄丸对自发性糖尿病OLETF鼠脂代谢的影响 [J]. 广东医学，2009，30（5）：696-697.

[7] 袁琳，陆雄，张永煜，等. 六味地黄丸对2型糖尿病大鼠胰岛形态的影响 [J]. 辽宁中医药大学学报，2009，11（3）：186-188.

[8] 缪伟峰，刘云，薛博瑜. 六味地黄汤对糖尿病大鼠早期肾脏损伤的影响 [J]. 甘肃中医，2006，19（3）：33-34.

[9] 王秋娟，后德辉，慕海鹰，等. 六味地黄煎剂对高血脂、耐缺氧及麻醉动物血压的影响 [J]. 中国药科大学学报，1989，20（6）：354-356.

[10] 许继平，周振鹤，杨铎，等. 六味地黄口服液抗肿瘤化疗药物毒副作用的研究 [J]. 中国中西医结合杂志，1992，12（12）：734-737，709-710.

[11] 杜标炎, 张小贺, 谭宇蕙, 等. 六味地黄丸含药血清调控黑色素瘤 B16 细胞株缝隙连接蛋白表达的作用 [J]. 广州中医药大学学报, 2009, 26 (2): 152-156, 200.

[12] 张永祥. 六味地黄汤现代药理学及化学的初步研究 [J]. 基础医学与临床, 2000, 20 (5): 15-19.

[13] 张大禄, 范丙义, 张瑜, 等. 六味地黄方抗衰老作用研究 [J]. 中医药信息, 2001, 18 (6): 19-21.

[14] 周素方, 钱红雨. 六味地黄丸对 MPTP 帕金森病小鼠多巴胺神经元的影响 [J]. 湖北中医杂志, 2009, 31 (4): 6-7.

[15] 程肖蕊, 周文霞, 张永祥. 六味地黄汤对快速老化小鼠海马差异表达基因的影响 [J]. 中国药理学通报, 2006, 22 (8): 921-926.

[16] 马伟, 马锋, 苗珍花, 等. 六味地黄汤含药脑脊液对 α7nAChR 保护作用的实验研究 [J]. 宁夏医学杂志, 2008, 30 (4): 289-291.

[17] 禹志领, 窦昌贵, 严永清, 等. 六味地黄汤对实验动物性功能的影响 [J]. 南京中医学院学报, 1992, 13 (2): 99-101.

[18] 张家庆, 邹大进. 更年期综合征患者白细胞雌激素受体的变化及六味地黄丸的疗效 [J]. 中西医结合杂志, 1991, 11 (9): 521-523.

[19] 邝安堃, 顾德官, 顾天华. 中医阴阳的实验性研究 (Ⅰ) 附子、肉桂和六味地黄方对实验性高血压大鼠血压的影响 [J]. 中国中西医杂志, 1984, (12): 742.

[20] 顾德官, 邝安堃, 顾天华. 中医阴阳的实验性研究 (Ⅱ) 附子、肉桂和六味地黄方对高血压大鼠尿醛固酮等的影响 [J]. 中

国中西医杂志，1985，（1）：48.

[21] 顾德官，邝安堃，邱喜盛. 中医阴阳的实验性研究（Ⅲ）附子、肉桂和六味地黄方对高血压大鼠脑组织脑啡肽的影响 [J]. 中国中西医杂志，1985，（2）：105.

[22] 邝安堃，顾德官，张维忠. 中医阴阳的实验性研究（Ⅳ）附子、肉桂和六味地黄方对肾血管性高血压大鼠心肌的作用 [J]. 中国中西医杂志，1985，（3）：167.

[23] 戴德哉，荣沛，安鲁凡，等. 六味地黄煎剂对心、肾、脑缺血的实验治疗 [J]. 中国药科大学学报，1990，21（5）：276-278.

[24] 陈奇. 六味地黄丸抗心律失常的实验研究 [J]，中国药理学会第三届全国会议论文集，1990，33.

[25] 安鲁凡，戴德哉. 六味地黄汤实验治疗离体心脏低灌—再灌注心律失常及心肌病诱发心律失常 [J]. 中药药理与临床，1995，（3）：1-3.

## （三）湿热蕴结证常用中成药品种

## 小败毒膏

【处方】蒲公英、大黄、黄柏、赤芍、金银花、乳香（醋炙）、木鳖子（打碎）、陈皮、天花粉、白芷、当归、甘草。

【功能与主治】清热解毒，消肿止痛。用于湿热蕴结、热毒壅盛引起的疮疡初起，红肿硬痛，风湿疙瘩，周身刺痒，乳痈胀痛，大便燥结。

【用法与用量】口服，一次 10～20g，一日 2 次。外用，贴用。

【禁忌】孕妇忌用。

**【注意事项】**

1．3岁以下儿童慎用。

2．忌食辛辣食物。

3．体质虚弱、脾胃虚寒、大便溏者慎用。

4．病情较重的疮疡应去医院就诊。

5．对该药品过敏者禁用，过敏体质者慎用。

**【规格】** 每瓶装 60g。

**【贮藏】** 密封。

## 牛黄消炎丸（片）

**【处方】** 牛黄、珍珠母、蟾酥、青黛、天花粉、雄黄、大黄。

**【功能与主治】** 清热解毒，消肿止痛。用于热毒蕴结所致的咽喉肿痛，疔痈，疮疖。

**【用法与用量】**

丸剂：口服，一次10丸，一日3次；小儿酌减。外用，研末调敷患处。

片剂：口服，一次1片，一日3次；小儿酌减。外用，研末调敷患处。

**【禁忌】** 孕妇禁用。

**【注意事项】**

1．虚火喉痹、阴疽漫肿者慎用。

2．服药期间忌食辛辣、油腻食物。

3．老人、儿童及素体脾胃虚弱者慎用。

4．本方含有蟾酥、雄黄，不宜过量应用或久用。

**【规格】**

丸剂：每60粒重0.3g。

片剂：每片相当于总药材0.05g。

**【贮藏】**密封。

## 清血解毒丸

**【处方】**大黄、荆芥、蒲公英、防风、苦地丁、黄芩、连翘、甘草、木通、地黄。

**【功能与主治】**清热解毒，散风消肿。用于疮疖溃烂初期，灼热发烧及咽喉肿痛，目赤，口疮，牙痛。

**【用法与用量】**口服。一次6g，一日1～2次。

**【注意事项】**孕妇遵医嘱服用。

**【规格】**水丸，每50粒重3g，每袋重6g。

**【贮藏】**密闭，防潮。

### （四）气滞血瘀证常用中成药品种

## 小金丸（胶囊）

**【处方】**人工麝香、木鳖子（去壳去油）、制草乌、枫香脂、乳香（制）、没药（制）、五灵脂（醋炒）、酒当归、地龙、香墨。

**【功能与主治】**散结消肿，化瘀止痛。用于痰气凝滞所致的瘰疬、瘿瘤、乳岩、乳癖，症见肌肤或肌肤下肿块一处或数处，推之能动，或骨及骨关节肿大、皮色不变、肿硬作痛。

**【用法与用量】**

丸剂：打碎后口服。一次 1.2～3g，一日 2 次；小儿酌减。

胶囊：口服。一次 3～7 粒，一日 2 次；小儿酌减。

**【禁忌】** 孕妇、哺乳期禁用。

**【注意事项】**

1．体虚者需慎服。

2．疮疡阳证者不宜用。

3．不宜长期使用。

4．肝肾功能不全者慎用。

5．应适当控制脂肪类食物的摄入。

6．忌食辛辣、油腻食物及海鲜等发物。

7．服药过程中如出现体表红疹、瘙痒等过敏反应，应注意暂时停药或及时就医遵医嘱执行。

**【规格】**

丸剂：（1）每 100 丸重 3g，（2）每 100 丸重 6g，（3）每 10 丸重 6g。

胶囊：每粒装 0.35g。

**【贮藏】** 密封。

**【药理毒理】** 本品有抗炎和镇痛作用。

·**抗炎** 本品对二甲苯所致小鼠耳肿胀和角叉菜胶所致大鼠足肿胀有抑制作用[1]。

·**镇痛** 本品对醋酸和甲醛所致的小鼠疼痛均有对抗作用[1]。

**【参考文献】**

[1] 金捷，金祖汉，杨明华，等．小金胶囊抗炎、镇痛作用药效学试验 [J]．中国现代应用药学杂志，2002，19（3）：179．

# 新癀片

**【处方】** 肿节风、三七、人工牛黄、猪胆粉、肖梵天花、珍珠层粉、水牛角浓缩粉、红曲、吲哚美辛。

**【功能与主治】** 清热解毒，活血化瘀，消肿止痛。用于热毒瘀血所致的咽喉肿痛、牙痛、痹痛、胁痛、黄疸、无名肿毒等症。

**【用法与用量】** 口服，一次 2～4 片，一日 3 次；小儿酌减。外用，用冷开水调化，敷患处。

**【注意事项】**

1．虚火喉痹、牙痛、风寒湿痹、外伤胁痛、阴疽漫肿者慎用。

2．服药期间忌食辛辣、油腻食物。

3．老人、儿童及素体脾胃虚弱者慎用。

4．本品含吲哚美辛，应参照该药注意事项。

5．孕妇慎用。

6．胃及十二指肠溃疡者、肾功能不全者及孕妇慎用，有消化道出血史者忌用。

**【规格】** 每片重 0.32g。

**【贮藏】** 密封。

**【药理毒理】** 本品具有抗炎等作用。

·**抗炎**　本品能抑制佐剂性关节炎大鼠原发性及继发性关节肿胀，降低血清白细胞介素−1（IL−1）、白细胞介素−8（IL−8）、肿瘤坏死因子−α（TNF−α）、一氧化氮（NO）、诱导型一氧化氮合酶（iNOS）水平，升高白细胞介素−10（IL−10）水平[1]。

·**其他**　本品具有抑制 S180 肿瘤生长和增强其细胞免疫的功能，能减少荷 S180 小鼠瘤体比，抑制肿瘤生长，增加脾重和外周血白细胞数目[2]。

**【参考文献】**

[1] 宋彩霞，周翠英，樊冰，等.新四妙方对佐剂性关节炎大鼠血清细胞因子水平的影响 [J].光明中医，2007，22（5）：48.

[2] 周蔚云，杨炜青，阮小贞，等.新癀片对荷 S180 小鼠的肿瘤生长及免疫功能的影响 [J].中国药房，2005，16（2）：98.

## （五）外治法常用中成药品种

### 拔毒膏

**【处方】** 金银花、连翘、大黄、栀子、黄柏、赤芍、川芎、木鳖子、蓖麻子、蜈蚣、红粉、轻粉等 26 味。

**【功能与主治】** 清热解毒，活血消肿。多用于热毒瘀滞肌肤所致的疮疡，症见肌肤红、肿、热、痛，或已成脓。

**【用法与用量】** 外用。加热软化，贴于患处，隔日换药 1 次，溃脓时每日换药 1 次。

**【注意事项】**

1．肿疡未成脓者不宜用。

2．孕妇慎用。

3．不可内服。

4．不可久用。

5．若用药后出现皮肤过敏反应需及时停用。

6．忌食辛辣、油腻食物及海鲜等发物。

**【规格】** 每张净重 0.5g。

**【贮藏】** 密封。

# 附二

## 治疗毛囊炎的常用中成药简表

| 证型 | 药物名称 | 功能 | 主治病证 | 用法用量 | 备注 |
|---|---|---|---|---|---|
| 肺胃积热证 | 牛黄化毒片 | 解毒消肿，散结止痛。 | 用于疮疡、乳痈、红肿疼痛。 | 口服。一次8片，一日3次；小儿酌减。 | 医保 |
| | 连翘败毒丸（片、膏） | 清热解毒，消肿止痛。 | 用于疮疖溃烂，灼热发烧，流脓流水，丹毒疱疹，疥癣痛痒。 | 丸剂：口服。一次9g，一日1次。片剂：口服。一次4片，一日2次。膏剂：口服。一次15g，一日2次。 | 丸剂：药典，基药，医保片剂：基药，医保膏剂：基药，医保 |
| 肝肾阴虚证 | 加味逍遥丸（口服液、合剂） | 疏肝清热，健脾养血。 | 用于肝郁血虚，肝脾不和，两胁胀痛，头晕目眩，倦怠食少，月经不调，脐腹胀痛，更年期综合征见上述证候者。 | 丸剂：口服。一次6g，一日2次。口服液：口服。一次10ml，一日2次。合剂：口服。一次10ml，一日2次。 | 丸剂：药典，医保口服液：药典 |
| | 六味地黄丸（片、胶囊、软胶囊、颗粒、口服液） | 滋阴补肾。 | 用于肾阴亏损，头晕耳鸣，腰膝酸软，骨蒸潮热，盗汗遗精，消渴。 | 丸剂：口服。水丸一次5g，大蜜丸一次1丸，一日2次；浓缩丸一次8丸，一日3次。片剂：口服。一次8片，一日2次。胶囊：口服。一次1粒或2粒，一日2次。软胶囊：口服。一次3粒，一日2次。颗粒剂：开水冲服。一次5g，一日2次。口服液：口服。一次10ml，一日2次；儿童酌减，或遵医嘱。 | 丸剂：药典，基药，医保片剂：药典，医保胶囊：药典，基药，医保软胶囊：药典颗粒：药典，基药，医保 |

| 证型 | 药物名称 | 功能 | 主治病证 | 用法用量 | 备注 |
|------|---------|------|---------|---------|------|
| 湿热蕴结证 | 小败毒膏 | 清热解毒，消肿止痛。 | 用于湿热蕴结、热毒壅盛引起的疮疖初起，红肿硬痛，风湿疙瘩，周身刺痒，乳痈胀痛，大便燥结。 | 口服，一次10～20g，一日2次。外用，贴用。 | 医保 |
| | 牛黄消炎丸（片） | 清热解毒，消肿止痛。 | 用于热毒蕴结所致的咽喉肿痛，疔痈，疮疖。 | 丸剂：口服，一次10丸，一日3次；小儿酌减。外用，研末调敷患处。片剂：口服，一次1片，一日3次；小儿酌减。外用，研末调敷患处。 | 片剂：药典 |
| | 清血解毒丸 | 清热解毒，散风消肿。 | 用于疮疖溃烂初期，灼热发烧及咽喉肿痛，目赤、口疮、牙痛。 | 口服。一次6g，一日1～2次。 | |
| 气滞血瘀证 | 小金丸（胶囊） | 散结消肿，化瘀止痛。 | 用于痰气凝滞所致的瘰疬、瘿瘤、乳岩、乳癖，症见肌肤或肌肤下肿块一处或数处，推之能动，或骨及骨关节肿大、皮色不变、肿硬作痛。 | 丸剂：打碎后口服。一次1.2～3g，一日2次，小儿酌减。胶囊：口服。一次3～7粒，一日2次；小儿酌减。 | 药典，基药，医保 |
| | 新癀片 | 清热解毒，活血化瘀，消肿止痛。 | 用于热毒瘀血所致的咽喉肿痛、牙痛、痹痛、胁痛、黄疸、无名肿毒等症。 | 口服，一次2～4片，一日3次；小儿酌减。外用，用冷开水调化，敷患处。 | 药典，医保 |
| 外治法 | 拔毒膏 | 清热解毒，活血消肿。 | 多用于热毒瘀滞肌肤所致的疮疡，症见肌肤红、肿、热、痛，或已成脓。 | 外用。加热软化，贴于患处，隔日换药1次，溃脓时每日换药1次。 | 药典，医保 |

# 乳腺增生病

　　乳腺增生病是乳腺组成成分增生，在结构、数量及组织形态上表现出异常。城市妇女的发病率高于农村妇女。社会经济地位高或受教育程度高、月经初潮年龄早、低经产状况、初次怀孕年龄大、未授乳和绝经迟的妇女为本病的高发人群。本病特点是单侧或双侧乳房疼痛并出现肿块，乳痛和肿块与月经周期及情志变化密切相关。乳房肿块大小不等，形态不一，边界不清，质地不硬，活动度好。本病好发于 25 ~ 45 岁的中青年妇女，其发病率占乳房疾病的 75%，是临床上最常见的乳房疾病。根据研究资料发现，本病有一定的癌变危险，尤其对伴有乳癌家族史的患者，更应引起重视。

　　患者乳房疼痛以胀痛为主，也有刺痛或牵拉痛。疼痛常在月经前加剧，经后疼痛减轻，或疼痛随情绪波动而变化，痛甚者不可触碰，行走或活动时也有乳痛。乳痛主要以乳房肿块处为甚，常涉及胸胁部或肩背部。有些患者还可伴有乳头疼痛和作痒，乳痛重者影响工作或生活。乳房肿块可发生于单侧或双侧，大多位于乳房的外上象限，也可见于其他象限。肿块的质地中等或质硬不坚，表面光滑或颗粒状，活动度好，大多伴有压痛。肿块的大小不一，一般在 1 ~ 2cm 左右，大者可超过 3cm。肿块的形态常可分为以下数种类型。（1）片块型：肿块呈厚薄不等的片块状，圆盘状或长圆型，数目不一，质地中等或有韧性，边界清，活动度良好。（2）结节型：肿块呈扁平或串珠状结节，形态不规则，边界欠清，质地中等或偏硬，活动度好。亦可见肿块呈米粒或砂粒样结节。（3）混合型：有结节、条索、片块、砂粒样等多种形态肿块混合存在者。（4）弥漫型：肿块分布超过乳房三个象限以上者。乳房肿块可于经前期增大变硬，经后稍见缩小变软。个别患者还可伴有乳头溢液呈白色或黄绿色，或呈浆液状。乳房疼痛和乳房肿块可同时出现，也可先后出现，或以乳痛为主，或以乳房肿块为主。患者还常伴有月经失调，心烦易怒等症状。乳腺钼靶X光片上显示病变部位呈现棉花团或毛玻璃状，边缘模糊不清的密度增高影，或见条索状结缔组织穿越其间。乳腺超声检查具有无损伤性，可应用于超声引导下乳腺肿物穿刺活检术以协助诊断。其表现为：双侧或单侧乳腺体积增大，但边界光滑完整；内部质地及结构紊乱，回声分布不均，呈粗大光点或光斑。对于肿块较硬或较大者，可考虑做组织病理学检查。

现代医学对本病尚无疗效确切的治疗方法。

本病属中医"乳癖"、"乳中结核"范畴，是指乳腺组织既非炎症也非肿瘤的良性增生性疾病。

## 一、中医病因病机分析及常见证型

本病的基本病机是气滞、血瘀、痰凝互结于乳房。临床根据患者年龄、病程，结合全身及局部症状常分为肝郁痰凝证、冲任失调证来辨证论治。

## 二、辨证选择中成药

### 1. 肝郁痰凝证

**【临床表现】** 多见于青壮年妇女。乳房肿块随喜怒消长，伴有胸闷胁胀，善郁易怒，失眠多梦，心烦口苦；舌质淡红，苔薄白或薄黄，脉弦滑。

**【辨证要点】** 青壮年妇女多见，乳房肿块和情绪关系密切，患者兼有胸闷胁胀，善郁易怒；舌质淡红，苔薄白或薄黄，脉弦滑。

**【病机简析】** 由于情志不遂，忧郁不解，久郁伤肝，或受到精神刺激，急躁恼怒，可导致肝气郁结，气机阻滞，蕴结于乳房胃络，乳络经脉阻塞不通，不通则痛而引起乳房疼痛；肝气郁久化热，热灼津液为痰，或思虑伤脾，或肝病犯脾，脾失健运，痰湿内蕴，以致气滞、痰凝互结于乳房而成乳房肿块。

**【治法】** 疏肝解郁，化痰散结。

**【辨证选药】** 可选逍遥丸（颗粒）、加味逍遥丸（口服液、合剂）、乳块消胶囊（片）、乳疾灵颗粒、乳核散结片、乳核散结胶囊、乳癖消胶囊（片、颗粒）、小金丸（胶囊）、乳宁颗粒、乳癖散结胶囊、夏枯草膏（胶囊、口服液）、乳核内消液、消乳散结胶囊、乳康片。

此类中成药多由柴胡、当归、黄芪、茯苓、芍药、白术、甘草、瓜蒌、贝母、海藻、夏枯草、昆布、生姜、薄荷、八月札、郁金、制香附等药物组成，可发挥良好的疏肝解郁、化痰散结作用。

### 2. 冲任失调证

**【临床表现】** 多见于中年妇女。乳房肿块月经前加重，经后缓减。伴有腰酸乏力，神疲倦怠，月经失调，量少色淡，或闭经；

舌淡，苔白，脉沉细。

**【辨证要点】** 中年妇女多见，乳房肿块和月经周期有一定相关性，月经前加重，经后减轻。患者多伴有腰酸乏力，月经失调或闭经；舌淡，苔白，脉沉细。

**【病机简析】** 冲任二脉起于胞宫，其气血上行为乳，下行为经，冲任与肾相并而行。肾为藏精之脏，若房劳、劳力过度，耗伤元气，导致肾虚，无以灌养冲任，致冲任失调，气血凝滞，积聚于乳房形成乳房肿块。因月经前血海充盈，故乳房肿块加重，月经后血海空虚，故乳房肿块有所缓减。影响到胞宫则致患者月经紊乱、腰酸乏力。

**【治法】** 调摄冲任。

**【辨证选药】** 可选用参芪二仙片、四物合剂、桂枝茯苓丸（胶囊）、岩鹿乳康胶囊、乳增宁胶囊（片）。

此类中成药多以仙茅、仙灵脾、巴戟天、当归、黄柏、知母、白芍、川芎等药物组成，可发挥良好的调摄冲任作用。

## 三、用药注意

临床选药必须以辨证论治的思想为指导，针对不同证型，选择与其相对证的药物，才能收到较为满意的疗效。另外，因乳腺增生病和月经失调等妇科疾病及一些内分泌疾病关系密切，故应注意及时治疗妇科及其他内分泌疾病。

乳腺增生病因治疗周期较长，在治疗过程中应定期咨询医师，不要长期使用固定药物。在治疗过程中尽量避免过多油脂性食物摄入。患者应注意保持心情舒畅，情志条达，这对病情的康复起着十分重要的作用。因本病有一定的癌变危险，尤其对伴有乳癌家族史的患者，更应引起重视。患者在用药过程中应定期检查，观察药物治疗对患者的作用。若患者长期服药而肿块不消反而增大，且质地较硬、边缘不清，应及时至医院就诊，排除恶变可能。若是恶性，则需手术治疗。病情严重的，可结合外科的中医外用药贴敷治疗。

## 附一

## 常用治疗乳腺增生病的中成药药品介绍

### （一）肝郁痰凝证常用中成药品种

### 逍遥丸（颗粒）

【处方】柴胡、当归、白芍、炒白术、茯苓、炙甘草、薄荷、生姜。

【功能与主治】疏肝健脾，养血调经。用于肝郁脾虚所致的胸闷不舒，胸胁胀痛，头晕目眩，食欲减退，月经不调。

【用法与用量】

丸剂：口服。水丸一次6～9g，一日1～2次；大蜜丸，一次1丸，一日2次。

颗粒剂：开水冲服。一次1袋，一日2次。

【注意事项】

1. 凡肝肾阴虚、气滞不通所致的胁肋疼痛，胸腹胀满，咽喉干燥，舌无津液，舌红无苔，脉象沉细者慎用。

2. 用药期间应适当控制脂肪类食物的摄入，并注意保持心情舒畅，情绪稳定。

**【规格】**

丸剂：水丸，每袋装 6g；大蜜丸，每丸重 9g。

颗粒剂：每袋装（1）15g，（2）4g，（3）5g，（4）6g。

**【贮藏】** 密封。

**【药理毒理】** 本品有保肝、抗抑郁、抗焦虑、调节内分泌、调节免疫和抗应激等作用。

· **保肝** 逍遥散可降低四氯化碳肝损伤小鼠血清谷氨酸丙氨酸氨基转移酶（GPT）活性[1]，降低小牛血清白蛋白（BSA）免疫性肝损伤大鼠血浆谷丙转氨酶（ALT）的含量，升高血浆 SOD 活性[2]。本品可降低血浆甘胆酸（CG）的含量[3]。逍遥散可减轻慢性束缚肝郁证大鼠的肝细胞线粒体损伤[4]。

· **抗抑郁和抗焦虑** 逍遥散能缩短小鼠悬尾和强迫游泳不动时间[5]，增加未预知的长期应激刺激大鼠的格间穿行次数[6]，增加慢性应激肝郁证大鼠对 1% 蔗糖水的摄取量[7]，减少爬梯法试验小鼠爬梯数和站立数[6]。

· **对中枢单胺递质的影响** 逍遥散可升高正常大鼠下丘脑去甲肾上腺素（NA）含量，升高纹状体多巴胺（DA）含量，降低下丘脑和纹状体 3，4- 二羟基苯乙酸（DOPAC）含量，升高 DA/DOPAC 比值[8]。

· **对免疫功能的影响** 本品可提高束缚水浸应激损伤小鼠腹腔巨噬细胞吞噬率、吞噬指数[9, 10]和溶血素水平[11]。逍遥散可降低慢性束缚应激大鼠血清白细胞介素 -1β（IL-1β）含量，升高血清白细胞介素 -2（IL-2）和白细胞介素 -6（IL-6）含量[12]。

· **抗应激** 本品可降低束缚水浸应激损伤大鼠的心率和胃溃疡指数[13]。逍遥散可降低大鼠在未预知长期应激刺激 24 小时的肾上腺皮质激素（ACTH）水平的升高[7]，提高慢性束缚应激大鼠皮质酮的水平[13]。本品可下调束缚应激大鼠下丘脑促皮质激素释放因子-1（CRF-1）基因表达，上调皮层促皮质激素释放因子-1（CRF-1）基因表达，上调下丘脑和海马区促皮质激素释放因子-2（CRF-2）基因表达[9]。逍遥散可使慢性束缚以及模型大鼠在下丘脑、皮层和海马的前阿黑皮素-1（POMC-1）基因表达下调，在皮层的前阿黑皮素-2（POMC-2）的基因表达下调[10]；可降低慢性束缚应激大鼠下丘脑 β-内啡肽（β-EP）免疫反应阳性强度，减少下丘脑 β-EP 免疫反应阳性细胞数目和平均总面积[14]。临床肝郁证患者用逍遥丸治疗 1 个月，可见血浆 β-EP含量增加，肾上腺素（E）和多巴胺（DA）含量减少[15]。

**·毒理** 本品小鼠灌胃给药的 $LD_{50}$ 为 268g/kg，相当于人用量的 336 倍[16]。

**【参考文献】**

[1] 陈玉兴，简雪芹，孙兰，等.逍遥散分煎与合煎药理作用比较研究 [J].中国实验方剂学杂志，2000，6（4）：36.

[2] 赵国荣，刘近明，李承哲，等.四逆散、逍遥散及其配伍丹参或桃仁对大鼠免疫性肝损伤影响的对比研究 [J].湖南中医学院学报，1999，9（4）：9.

[3] 关宴星，蔡锡麟，熊祖廉.不同剂型逍遥散对血浆甘胆酸等含量的影响 [J].江西中医学院学报，1994，36（4）：15.

[4] 吕志平."肝郁"大鼠的脂质过氧化反应及逍遥散的保护作用 [J].山东中医学院学报，1995，19（3）：199.

[5] 徐志伟，吴丽丽，严灿，等.逍遥散和丹栀逍遥散抗抑郁作用的实验研究 [J].中医药学报，2003，16（3）：14-15.

[6] 王静怡，石玉，查鹏洲，等．逍遥散的药理研究 [J].中国医院药学杂志，2002，22（8）：489.

[7] 金光亮，南睿，郭霞珍．慢性应激肝郁证大鼠模型的建立 [J].北京中医药大学学报，2003，26（2）：18.

[8] 吴春福，李逢利，刘雯，等．逍遥散对大鼠脑中单胺类神经递质含量的影响 [J].中药药理与临床，1993，9（2）：8-10.

[9] 顿颖，郝一彬，冯前进，等．逍遥丸对实验动物拘束水浸应激损伤的保护作用 [J].中国实验方剂学杂志，1999，5（6）：33.

[10] 李伟，陈家旭，杨建新，等．疏肝、健脾、补肾复方对慢性束缚应激大鼠行为学和免疫功能的影响 [J].中国实验动物学报，2003，11（1）：33.

[11] 唐已婷，陈家旭．三种中药复方对慢性束缚应激大鼠下丘脑 - 垂体 - 肾上腺轴的调节 [J].北京中医药大学学报，2002，5（3）：23.

[12] 陈家旭，唐已婷．逍遥散对慢性束缚应激模型大鼠相关脑区 CRF 基因表达的影响 [J].中国应用生理学杂志，2004，20（1）：71.

[13] 陈家旭，唐已婷．慢性束缚应激模型大鼠相关脑区前阿黑皮素基因表达的变化及中药复方的影响 [J].中国药物与临床，2003，3（3）：223.

[14] 陈家旭，杨建新，赵歆，等．慢性束缚应激大鼠下丘脑 β - 内啡肽变化及中药复方对其的影响 [J].中国医药学报，2004，19（2）：8.

[15] 嵇波，陈家旭，鲁兆麟．逍遥散对人体神经内分泌免疫系统的影响 [J].北京中医药大学学报，2003，26（6）：68.

[16] 陈奇．中成药名方药理与临床 [M].北京：人民卫生出版社，1998：654.

# 加味逍遥丸（口服液、合剂）

**【处方】** 柴胡、当归、白芍、炒白术、茯苓、甘草、薄荷、牡丹皮、栀子。

**【功能与主治】** 疏肝清热，健脾养血。用于肝郁血虚，肝脾不和，两胁胀痛，头晕目眩，倦怠食少，月经不调，脐腹胀痛；更年期综合征见上述证候者。

**【用法与用量】**

丸剂：口服。一次 6g，一日 2 次。

口服液：口服。一次 10ml，一日 2 次。

合剂：口服。一次 10ml，一日 2 次。

**【注意事项】**

1. 脾胃虚寒、脘腹冷痛、大便溏薄者慎用。

2. 服药期间不宜食生冷、油腻食物。

3. 服药期间注意调节情志，切忌气恼劳碌。

**【规格】**

丸剂：每 100 丸重 6g。

口服液：每支装 10ml。

合剂：每瓶装（1）100ml，（2）150ml。

**【贮藏】** 密封，防潮。

**【药理毒理】**

· **抗应激作用** 本品可增加电刺激诱发应激模型动物胸腺和脾脏指数，减轻胸腺病理损伤，降低胸腺细胞凋亡率；降低血糖及皮质激素水平，下调脑区核团 c-fos、c-jun 蛋白高表达[1，2]。本品对小站台水环境应激引起的小鼠胸腺损伤有保护作用，增加胸腺、脾指数，降低胸腺 5-羟色胺、糖皮质激素的含量[3, 4]。

**【参考文献】**

[1] 吴振宇，张云，肖健. 阻断交感神经及加味逍遥丸对心理应激小鼠免疫功能的影响 [J]. 中国行为医学科学，2006，15（1）：7-9.

[2] 吴振宇，张云，肖健. 心理应激小鼠脑区核团原癌基因蛋白表达的规律及加味逍遥丸的调节作用的实验研究 [J]. 中国中西医结合杂志，2006，26（11）：998-1002.

[3] 侯静，肖亮，杨军平. 站台水环境应激对神经内分泌和胸腺细胞凋亡的影响及加味逍遥丸的调节作用 [J]. 中国临床康复，2005，9（44）：100-101.

[4] 高书亮，吴振宇，杨军平. 加味逍遥丸对小鼠小站台水环境应激状态调节作用的实验研究 [J]. 江西中医学院学报，2006，18（3）：63-64.

## 乳块消胶囊（片）

**【处方】** 橘叶、丹参、皂角刺、王不留行、川楝子、地龙。

**【功能与主治】** 疏肝理气，活血化瘀，消散乳块。用于肝气郁结，气滞血瘀，乳腺增生，乳房胀痛。

**【用法与用量】**

胶囊：口服。一次 4～6 粒，一日 3 次。

片剂：口服。一次 4～6 片，一日 3 次。

**【禁忌】** 孕妇忌服。

**【注意事项】** 经期慎用，或遵医嘱。

**【规格】**

胶囊：每粒装 0.3g。

片剂：每片重 0.36g。

**【贮藏】** 密封。

## 乳疾灵颗粒

**【处方】** 柴胡、香附（醋炙）、青皮、赤芍、丹参、王不留行（炒）、鸡血藤、牡蛎、海藻、昆布、淫羊藿、菟丝子。

**【功能与主治】** 舒肝活血，祛痰软坚。用于肝郁气滞、痰凝互结所致的乳癖，症见乳房肿块或结节、数目不等、大小不一、质软或中等硬，或乳房胀痛、经前疼痛加剧；乳腺增生病见上述证候者。

**【用法与用量】** 开水冲服。一次 1～2 袋，一日 3 次。

**【禁忌】** 孕妇忌服。

**【注意事项】** 经期慎用，或遵医嘱。

**【规格】** 每袋装 14g。

**【贮藏】** 密封。

**【药理毒理】** 本品有抑制乳腺增生抗炎、镇痛、改善微循环等作用。

·**抑制乳腺增生** 本品浓缩可使肌注雌二醇致乳腺增生家兔模型的乳腺体积缩小，乳腺小叶数目减少，腺泡数减少，并可降低模型家兔血清雌二醇含量[1]。

·**抗炎** 本品浓缩膏对大鼠皮下植入棉球肉芽肿形成有抑制作用[1]。

·**镇痛** 本品浓缩膏可使小鼠醋酸扭体反应次数减少[1]。

·**改善微循环** 本品浓缩膏可以扩张小鼠耳郭微动脉及微静脉口径，改善微循环障碍[1]。

**【参考文献】**

[1] 杨志刚，王金萍，王文智．乳疾灵的主要药效学研究 [J]．中药材，2000，23（4）：217．

# 乳核散结片

**【处方】** 柴胡、当归、黄芪、郁金、光慈姑、漏芦、昆布、海藻、淫羊藿、鹿衔草。

**【功能与主治】** 疏肝活血，祛痰软坚。用于肝郁气滞、痰瘀互结所致的乳癖，症见乳房肿块或结节、数目不等、大小不一、质软或中等硬，或乳房胀痛、经前疼痛加剧；乳腺增生病见上述证候者。

**【用法与用量】** 口服。一次 4 片，一日 3 次。

**【注意事项】**

1．应保持心情舒畅，情绪稳定。

2．应适当控制脂肪类食物的摄入。

3．孕妇慎用。

**【规格】** 每片重 0.45g。

**【贮藏】** 密封。

# 乳核散结胶囊

**【处方】** 当归、黄芪、光慈菇、漏芦、柴胡、郁金、昆布、海藻、淫羊藿、鹿衔草。

**【功能与主治】** 疏肝解郁，软坚散结，理气活血。用于治疗乳腺囊性增生，乳痛症，乳腺纤维腺瘤和男性乳房发育等。

**【用法与用量】** 口服。一次 4 粒，一日 3 次。

**【注意事项】**

1．本品含昆布、海藻等含碘药物，甲亢患者慎服。

2．本品含有光慈菇，该药材有小毒，过量、久服可引起胃肠道不适等不良反应。

3．月经期间停止服药。

4．对漏芦过敏者慎用。

5．孕妇慎用。

**【规格】** 每粒装 0.43g。

**【贮藏】** 密封。

## 乳癖消胶囊（片、颗粒）

**【处方】** 鹿角、蒲公英、昆布、天花粉、鸡血藤、三七、赤芍、海藻、漏芦、木香、玄参、牡丹皮、夏枯草、连翘、红花。

**【功能与主治】** 软坚散结，活血消痛，清热解毒。用于痰热互结所致的乳癖、乳痛，症见乳房结节、数目不等、大小形态不一、质地柔软，或产后乳房结块、红热疼痛；乳腺增生，乳腺炎早期见上述证候者。

**【用法与用量】**

胶囊：口服。一次 5～6 粒，一日 3 次。

片剂：口服。小片一次 5～6 片，大片一次 3 片，一日 3 次。

颗粒剂：开水冲服。一次 8g，一日 3 次。

**【注意事项】**

1．应保持心情舒畅，情绪稳定。

2．应适当控制脂肪类食物的摄入。

3．伴有舌红少苔、口燥咽干、心烦失眠等阴虚表现患者应停药。

4．孕妇慎用。

**【规格】**

胶囊：每粒装 0.32g。

颗粒剂：每袋装 8g。

片剂：（1）薄膜衣片，每片重 0.34g；（2）薄膜衣片，每片重 0.67g；（3）糖衣片，片芯重 0.34g。

**【贮藏】** 密封。

**【药理毒理】** 本品有抑制乳腺增生、抗炎、镇痛等作用。

**·抑制乳腺增生** 本品可抑制雌二醇所致小鼠乳腺增生[1]。

**·抗炎** 本品可抑制香柏油和棉球引起的小鼠肉芽肿，但对组胺引起的足肿胀无抑制和消肿作用[1]。

**·镇痛** 本品可抑制热刺激所致小鼠舔后足反应及醋酸扭体反应[2]。

**【参考文献】**

[1] 姜伟．乳癖消片的药理作用研究 [J].辽宁中医药杂志，1984，（3）：6.

[2] 乳癖消胶囊新药申报资料．

## 小金丸（胶囊）

**【处方】** 人工麝香、木鳖子（去壳去油）、制草乌、枫香脂、乳香（制）、没药（制）、五灵脂（醋炒）、酒当归、地龙、香墨。

**【功能与主治】** 散结消肿，化瘀止痛。用于痰气凝滞所致的瘰疬、瘿瘤、乳岩、乳癖，症见肌肤或肌肤下肿块一处或数处，推之能动，或骨及骨关节肿大、皮色不变、肿硬作痛。

**【用法与用量】**

丸剂：打碎后口服。一次 1.2 ~ 3g，一日 2 次；小儿酌减。

胶囊：口服。一次 3 ~ 7 粒，一日 2 次；小儿酌减。

**【禁忌】** 孕妇、哺乳期禁用。

**【注意事项】**

1．体虚者需慎服。

2．疮疡阳证者不宜用。

3．不宜长期使用。

4．肝肾功能不全者慎用。

5．应适当控制脂肪类食物的摄入。

6．忌食辛辣、油腻食物及海鲜等发物。

7．服药过程中如出现体表红疹、瘙痒等过敏反应，应注意暂时停药或及时就诊遵医嘱执行。

**【规格】**

丸剂：（1）每 100 丸重 3g，（2）每 100 丸重 6g，（3）每 10 丸重 6g。

胶囊：每粒装 0.35g。

**【贮藏】** 密封。

**【药理毒理】** 本品有抗炎和镇痛作用。

·**抗炎** 本品对二甲苯所致小鼠耳肿胀和角叉菜胶所致大鼠足肿胀有抑制作用[1]。

·**镇痛** 本品对醋酸和甲醛所致的小鼠疼痛均有对抗作用[1]。

**【参考文献】**

[1] 金捷，金祖汉，杨明华，等 . 小金胶囊抗炎、镇痛作用药效学试验 [J]. 中国现代应用药学杂志，2002，19（3）：179.

## 乳宁颗粒

**【处方】**柴胡、当归、醋香附、丹参、炒白芍、王不留行、赤芍、炒白术、茯苓、青皮、陈皮、薄荷。

**【功能与主治】**疏肝养血，理气解郁。用于肝气郁结所致的乳癖，症见经前乳房胀痛、两胁胀痛、乳房结节、经前疼痛加重，乳腺增生病见上述证候者。

**【用法与用量】**开水冲服。一次 1 袋，一日 3 次，20 天为一疗程；或遵医嘱。

**【注意事项】**孕妇慎用。

**【规格】**每袋装 15g。

**【贮藏】**密封。

**【药理毒理】**本品有抑制乳腺增生等作用。

·**抑制乳腺增生**　对雌二醇加黄体酮引起的兔乳腺增生模型，本方冲剂喂饲给药连续 4 周，可减轻乳腺组织增生的病理改变，使乳腺腺小叶体积缩小、数量减少，腺泡数量减少，导管上皮细胞排列基本规则，导管扩张减轻，无明显纤维结缔组织增生出现；并可使模型兔乳腺组织中雌激素受体（ER）、孕激素受体（PR）阳性率下降[1]。

·**其他**　乳腺增生患者口服本品冲剂，疗程 3 个月，可提高紫外线所致 DNA 损伤的非程序性合成水平，提高淋巴细胞 DNA 损伤的修复能力[2]。

**【参考文献】**

[1] 刘轩，陆德铭.中药乳宁冲剂对实验性兔乳腺组织增生的影响 [J].同济医科大学学报，1997，26（4）：303.

[2] 阙华发，陈红风，陆德铭，等．乳宁冲剂对乳腺增生病神经内分泌免疫网络及淋巴细胞 DNA 修复功能调节作用的观察 [J]．中国中西医结合杂志，1999，19（9）：529．

## 乳癖散结胶囊

**【处方】** 夏枯草、川芎、僵蚕、鳖甲、柴胡、赤芍、玫瑰花、莪术、当归、延胡索、牡蛎。

**【功能与主治】** 行气活血，软坚散结。用于气滞血瘀所致的乳腺增生病，症见乳房疼痛、乳房肿块、烦躁易怒、胸胁胀满。

**【用法与用量】** 口服。一次 4 粒，一日 3 次，45 天为一疗程；或遵医嘱。

**【禁忌】** 孕妇忌服。

**【注意事项】**

1. 本品适用于肝郁痰凝基础上兼有血瘀征象的乳腺增生病患者。

2. 月经量过多者经期慎服。

3. 用药期间应保持心情舒畅，情绪稳定。

4. 应适当控制脂肪类食物的摄入。

5. 偶见口干、恶心、便秘，一般不影响继续治疗，必要时对症处理。

**【规格】** 每粒装 0.53g。

**【贮藏】** 密封，置阴凉干燥处。

## 夏枯草膏（胶囊、口服液）

**【处方】** 夏枯草。

**【功能与主治】**清火，散结，消肿。用于火热内蕴所致的头痛、眩晕、瘰疬、瘿瘤、乳痈肿痛，甲状腺肿大、淋巴结核、乳腺增生病见上述证候者。

**【用法与用量】**

膏剂：口服。一次 9g，一日 2 次。

胶囊：口服。一次 2 粒，一日 2 次。

口服液：口服。一次 10ml，一日 2 次。

**【注意事项】**

1．气血亏虚者慎用。

2．孕妇慎用。

3．服药期间宜进食清淡易消化的食物，忌食辛辣食物。

**【规格】**

膏剂：每瓶装（1）60g，（2）100g，（3）125g，（4）130g，（5）200g，（6）250g，（7）300g。

胶囊：每粒装 0.35g。

口服液：每支装 10ml。

**【贮藏】**密闭，防潮。

## 乳核内消液

**【处方】**浙贝母、当归、赤芍、漏芦、茜草、香附、柴胡、橘核、夏枯草、丝瓜络、郁金。

**【功能与主治】**疏肝活血，软坚散结。用于经期乳房胀痛有块，月经不调或量少、色紫、成块及乳腺增生。

**【用法与用量】**口服。一次 10ml，一日 2 次，服时摇匀。

**【注意事项】**

1．乳块坚硬经后无变化及月经量多，面白脉弱者慎用。

2．用药期间应保持心情舒畅，情绪稳定。

3．应适当控制脂肪类食物的摄入。

4．应及时治疗月经失调等妇科疾患和其他内分泌疾病。

**【规格】** 每支装 10ml。

**【贮藏】** 密封，置阴凉处。

## 消乳散结胶囊

**【处方】** 柴胡（醋炙）、白芍（炒）、香附（醋炙）、玄参、昆布、瓜蒌、夏枯草、牡蛎、当归、猫爪草、黄芩、丹参、土贝母、山慈菇、全蝎、牡丹皮。

**【功能与主治】** 疏肝解郁，化痰散结，活血止痛。用于肝郁气滞、痰瘀凝聚所致的乳腺增生，乳房胀痛。

**【用法与用量】** 口服。一次 3 粒，一日 3 次。

**【禁忌】** 孕妇忌用。

**【注意事项】**

1．经期停用本药。

2．治疗期间应保持心情舒畅，情绪稳定。

3．应适当控制脂肪类食物的摄入。

4．应及时治疗月经失调等妇科疾患和其他内分泌疾病。

**【规格】** 每粒装 0.43g。

**【贮藏】** 密封。

## 乳康片

**【处方】** 牡蛎、乳香、瓜蒌、海藻、黄芪、没药、天冬、夏枯草、三棱、玄参、白术、浙贝母、莪术、丹参、鸡内金（炒）。

**【功能与主治】**疏肝解郁，理气止痛，活血破瘀，消积化痰，软坚散结，补气健脾。用于乳腺增生病。

**【用法与用量】**口服。一次 2 ～ 3 片，一日 2 次。饭后服用，20 天为一疗程。间隔 5 ～ 7 天，继续第二个疗程，亦可连续用药。

**【注意事项】**孕妇慎用（前 3 个月内禁用），女性患者宜于月经来潮前 10 ～ 15 日开始服用。

**【规格】**每片重 0.35g。

**【贮藏】**密封。

**【药理毒理】**本品有抗乳腺增生、抗炎、镇痛等作用。

• **抗乳腺增生**  本品可降低乳腺增生大鼠模型乳腺上皮增殖活性，减少细胞分裂，并可使增生细胞向正常细胞转化[1]。可降低雌二醇、黄体酮引起的大鼠乳腺增生模型中血清雌二醇含量及孕酮含量，泌乳素随雌二醇含量及孕酮的减少有增加趋势[2]。

• **抗炎**  本品对二甲苯所致小鼠耳肿胀和大鼠蛋清性足肿胀均有抑制作用，对大鼠棉球肉芽肿的形成有抑制作用[3]。

• **镇痛**  本品对化学刺激法（醋酸）引起的小鼠疼痛反应有抑制作用[3]。

• **毒理**  本品小鼠灌胃的半数致死量（$LD_{50}$）为 33g/kg[4]。

**【参考文献】**

[1] 古维新，韩有桂.乳康片的药理作用研究[J].第一军医大学学报，1989，9（3）：238.

[2] 刘胜春，吴凯南，厉红元，等.乳康片对雌二醇、孕酮和泌乳素影响的实验研究[J].重庆医科大学学报，1999，24

（1）：28.

[3] 厉红元，吴凯南，刘胜春，等．乳康片抑制和治疗大鼠乳腺增生的实验研究 [J]．肿瘤防治杂志，2001，8（1）：286.

[4] 陈奇．中成药名方药理与临床 [M]．北京：人民卫生出版社，1998，667.

## （二）冲任失调证常用中成药品种

### 参芪二仙片

【处方】红参、黄芪、当归、仙茅（酒制）、淫羊藿、巴戟天（盐制）、黄柏（盐制）、知母（盐制）。

【功能与主治】补肾填精，调补冲任，益气养血。用于冲任失调型乳腺增生病。

【用法与用量】口服。一次 5 片，一日 2～3 次。

【注意事项】

1．阴虚阳亢患者不宜用。

2．用于治疗冲任失调性乳腺增生病，与四物合剂配合使用效果更佳。

3．应及时治疗月经失调等妇科疾病和其他内分泌疾病。

4．对发病高危人群要重视定期检查。

【规格】每片重 0.26g。

【贮藏】密封。

### 四物合剂

【处方】当归、川芎、白芍、熟地黄。

**【功能与主治】**养血调经。用于血虚所致的面色萎黄，头晕眼花，心悸气短及月经不调。

**【用法与用量】**口服。一次 10 ~ 15ml，一日 3 次。

**【注意事项】**

1. 宜和参芪二仙片配合使用治疗冲任失调型乳腺增生病。

2. 治疗期间应适当控制脂肪类食物的摄入。

3. 应及时治疗月经失调等妇科疾患和其他内分泌疾病。

**【规格】**（1）每支装 10ml，（2）每瓶装 100ml。

**【贮藏】**密封，置阴凉处。

## 桂枝茯苓丸

**【处方】**桂枝、桃仁、牡丹皮、赤芍、茯苓。

**【功能与主治】**活血，化瘀，消癥。用于妇人宿有癥块，或血瘀经闭，行经腹痛，产后恶露不尽。

**【用法与用量】**口服。一次 1 丸，一日 1 ~ 2 次。

**【禁忌】**

1. 孕妇禁用。

2. 体弱、阴道出血量多者禁用。

**【注意事项】**

1. 宿有癥瘕，妊娠后漏下不止，胎动不安者需遵医嘱，以免误用伤胎。

2. 经期及经后 3 天禁用。

3. 忌食生冷、肥腻、辛辣食物。

**【规格】**每丸重 6g。

**【贮藏】**密封。

【药理毒理】本品有调节内分泌，改善微循环，抗凝血，抗炎，镇痛，镇静等作用。

· **调节内分泌** 本品能降低幼年大鼠血浆黄体生成素（LH）、促卵泡激素（FSH）、胸腺嘧啶激酶（TK）水平和子宫重量，对抗 $17\beta$-雌二醇（$E_2$）诱导的子宫 TK 活性和子宫湿重的增加[1]，促进催乳素释放激素分泌，提高黄体生成素（LH）和促卵泡激素（FSH）的水平。本品能促进卵巢趋化因子（CINC）的分泌[2]。本品对雌二醇（$E_2$）诱导子宫肌瘤模型大鼠有抑制作用，降低血清中雌二醇（$E_2$）和孕酮（P）水平[3]；可抑制小鼠前列腺增生，与降低血浆双氢睾酮（DHT）、总酸性磷酸酶（ACP）和前列腺特异型酸性磷酸酶（PAP），升高雌二醇（$E_2$）有关[4]。

· **改善血液流变性和微循环** 本品能降低全血比黏度、全血还原比黏度、血浆比黏度、纤维蛋白原含量，增加红细胞的电泳速度[5]；降低"血瘀证"小鼠模型的纤维蛋白原含量和红细胞膜的唾液酸酶活性[6]；还能改善老龄大鼠及脑卒中易发性自发性高血压大鼠的红细胞变形能力[7, 8]；使小鼠耳郭微循环的动、静脉管径增宽，血流速度加快[9]。

· **抗凝血** 本品可抑制雌二醇致大鼠子宫肌瘤，降低肾上腺素致"血瘀证"大鼠的血液黏度，延长凝血时间、凝血酶原时间（PT）和白陶土部分凝血活酶时间（KPTT）[3]。本品水煎剂体外试验能抑制胶原和二磷酸腺苷（ADP）所引起的血小板聚集[10]，本品对细菌内毒素引起的大鼠弥散性血管内凝血具有预防作用，能减少纤维蛋白原、纤维蛋白降解产物，缩短凝血酶原时间[11]。

· **抗炎** 本品灌胃或腹腔注射能抑制小鼠蛋清、甲醛等所致足肿胀，对抗大鼠棉球肉芽增生，抑制组胺、5-羟色胺所致的毛细血管通透性增高[12]。

**·镇痛、镇静** 小鼠灌胃或皮下注射能延长热板致痛的潜伏期，抑制醋酸所致小鼠扭体反应，降低小鼠的自发活动，协同阈下剂量戊巴比妥钠的催眠作用[13]。

**·其他** 本品能增加小鼠巨噬细胞吞噬百分率及吞噬指数[9]，能改善环磷酰胺诱导的免疫功能低下小鼠 TH/TS 的比值失调，并能升高白细胞介素-2（IL-2）水平[14]，对四氯化碳诱发的肝损伤也有保护作用[15]，可防治大鼠肝纤维化，降低模型大鼠血清透明质酸（HA）含量[16]。本品可对脑缺血再灌注损伤大鼠有治疗作用，可降低血清和脑匀浆一氧化氮合酶（NOS）、丙二醛（MDA）活性，升高超氧化物歧化酶（SOD）及 $Na^+-K^+-ATPase$[17, 18]活性。

**【参考文献】**

[1] 板木忍.桂枝茯苓丸对大鼠性腺的影响 [J].国外医学·中医中药分册，1988，10（4）：45.

[2] 牛越贤治郎.当归芍药散及桂枝茯苓丸对大鼠卵巢细胞培养系 CNIC 分泌的影响 [J].国外医学·中医中药分册，2001，23（4）：216.

[3] 李莉，陈光亮，谷仿丽，等.桂枝茯苓丸防治大鼠子宫肌瘤的实验研究 [J].中国临床药理与治疗学，2005，10（7）：832.

[4] 管家齐，宋捷民，陈海委，等.桂枝茯苓丸与桂枝水煎剂对前列腺增生小鼠影响的实验研究 [J].中国中医药科技，2008，15（4）：259.

[5] 谢家骏，任世禾.桂枝茯苓丸对血液流变学的影响 [J].中成药研究，1986，（5）：24.

[6]Nagai T.桂枝茯苓丸对糖皮质激素所致的瘀血模型小鼠的

红细胞膜唾液酸酶异常的恢复作用 [J]. 国外医学·中医中药分册，2002，24（1）：40.

[7] 织田真智子. 桂枝茯苓丸对末梢循环的作用 [J]. 国外医学·中医中药分册，1984，5（5）：49.

[8] 织田真智子. 桂枝茯苓丸对脑卒中易发性高血压自发性大鼠的作用 [J]. 国外医学·中医中药分册，1987，9（2）：42.

[9] 侯莉莉. 桂枝茯苓丸的药理实验研究 [J]. 河北中医，1997，19（6）：45.

[10] 西本隆. 活血化瘀药对血小板内能的影响——桂枝茯苓丸及冠心病Ⅱ号对血小板聚集的抑制作用 [J]. 国外医学·中医中药分册，1987，9（2）：32.

[11] 村上正志. 桂枝茯苓丸对实验性血管凝血的预防效果 [J]. 国外医学·中医中药分册，1985，7（1）：46.

[12] 谢家俊，周国伟. 桂枝茯苓丸的抗炎作用 [J]. 中药药理与临床，1985，（创刊号）：13.

[13] 谢家骏，任世禾. 桂枝茯苓丸对中枢神经系统的药理作用 [J]. 中成药研究，1987，（7）：29.

[14] 于晓红，郑瑞茂，王雅贤，等. 桂枝茯苓丸对小鼠免疫功能的影响 [J]. 中医药信息，2001，18（2）：52.

[15] 林国瑞，陈荣洲，曹伟，等. 中医四方剂对异硫氰酸α－萘酯及四氯化碳诱发的大鼠肝细胞损伤的预防作用 [J]. 中国药理学报，2001，22（12）：1159.

[16] 张晓丽. 桂枝茯苓丸防治肝纤维化的实验研究 [J]. 湖北中医学院学报，2005，7（1）：16.

[17] 张建荣，邢小燕，任月朗. 复方桂枝茯苓丸对脑缺血再灌

注损伤大鼠 SOD 和 MDA 的影响 [J]. 上海中医院杂志，2009，43（1）：78.

[18] 张建荣，任月朗，邢小燕 . 复方桂枝茯苓丸对脑缺血再灌注损伤大鼠 NOS、$Na^+-K^+-ATPase$ 的影响 [J]. 四川中医，2009，27（4）：13.

## 桂枝茯苓胶囊

**【处方】** 桂枝、茯苓、牡丹皮、桃仁、白芍。

**【功能与主治】** 活血，化瘀，消癥。用于妇人瘀血阻络所致癥块、经闭、痛经、产后恶露不尽；子宫肌瘤、慢性盆腔炎包块、子宫内膜异位症、卵巢囊肿见上述证候者；也可用于女性乳腺囊性增生病属瘀血阻络证，症见乳房疼痛、乳房肿块、胸胁胀闷；或用于前列腺增生属瘀阻膀胱证，症见小便不爽、尿细如线或点滴而下、小腹胀痛者。

**【用法与用量】** 口服。一次 3 粒，一日 3 次。

**【禁忌】** 孕妇忌服。

**【注意事项】**

1．注意经期停服。

2．偶见药后胃脘不适、隐痛，停药后可自行消失。

3．宜和参芪二仙片配合使用治疗冲任失调性乳腺增生病。

4．治疗期间应保持心情舒畅，情绪稳定。

5．应适当控制脂肪类食物的摄入。

6．应及时治疗月经失调等妇科疾病和其他内分泌疾病。

**【规格】** 每粒装 0.31g。

**【贮藏】** 密封。

**【药理毒理】** 本品有调节内分泌等作用。

· **调节内分泌** 本品对肌注外源性苯甲酸雌二醇及黄体酮致大鼠乳腺增生模型有抑制作用，血液流变学指标、血浆雌二醇、乳腺组织中雌激素受体（ES）和孕激素受体（PR）均降低，另外模型大鼠乳腺导管上皮增生层数及小叶中腺泡数、血清肿瘤坏死因子（TNF-α）和雌二醇（$E_2$）降低，血浆黄体酮（Pt）水平升高，血清 Pt 和 IL-2 升高[1, 2]。本品可降低苯甲酸雌二醇和黄体酮致子宫肌瘤的大鼠模型子宫肌瘤组织中 PR 和胰岛素生长因子 -1（IGF-1）[3]。临床研究证实给乳腺增生患者服用本品可有效治疗乳腺增生[4]。

· **其他** 本品对脑缺血再灌注大鼠脑组织有保护作用，降低模型大鼠 MDA、NO 含量[5]；对丙酸睾丸素致大鼠前列腺增生有抑制作用[6]；可降低小鼠子宫腺肌病的发生率，调节基质金属蛋白酶 -2（MMP-2）、MMP-7 表达[7]；可减少早孕大鼠药物流产后子宫匀浆中一氧化氮合酶（NOS）、血管紧张素 II 含量[8, 9]。临床研究表明本品可改善 2 型糖尿病下肢血管病变患者症状，调节血浆血栓素 $B_2$（$TXB_2$）、6- 酮 - 前列腺素 F1α（6-Keto-PGF1α）和 T/B 值，改善血管内皮细胞功能[10]。

**【参考文献】**

[1] 蒋时红，刘旺根，杨丽萍，等. 桂枝茯苓胶囊对大鼠乳腺增生病治疗作用的实验研究 [J]. 中成药，2004，26（12）：1040.

[2] 刘红春，刘旺根，杨丽萍. 桂枝茯苓胶囊对乳腺增生病大鼠内分泌和免疫功能的影响 [J]. 中国临床康复，2005，9（2）：194.

[3] 胡舒勤，郑红兵. 桂枝茯苓胶囊对实验性子宫肌瘤中孕激素受体和胰岛素样生长因子 I 的影响 [J]. 湖北中医杂志，2005，27（4）：6.

[4] 汪朝晖，杜彦萍，黄习文，等．桂枝茯苓胶囊治疗乳腺增生病（瘀血阻络证）临床研究[J].广州中医药大学学报，2009，26（2）：103.

[5] 牛锐，郑运松，张建荣．复方桂枝茯苓胶囊对脑缺血再灌注大鼠脑保护机制的研究[J].山东中医杂志，2008，27（2）：119.

[6] 刘春宇，潘建新，张克平，等．桂枝茯苓胶囊对实验性大鼠前列腺增生的影响[J].中草药，2004，（9）：1027.

[7] 廖英，李军兰，陈云飞．桂枝茯苓胶囊对子宫肌腺病灶组织MMP-2、MMP-7的影响[J].中国医药科技，2007，14（5）：328.

[8] 王树松，于风华，薛会灵．桂枝茯苓胶囊对药物流产后大鼠子宫血管系统的影响[J].中国计划生育学杂志，2005，11：666.

[9] 于风华，蔡拉平，王树松．桂枝茯苓胶囊对药物流产大鼠血浆和子宫匀浆血管紧张素Ⅱ的影响[J].河北中医药学报，2006，21（4）：3.

[10] 邓伟明，简小兵，王文英，等．桂枝茯苓胶囊对2型糖尿病下肢血管病患者$TXB_2$和6-Keto-PGF1α的影响[J].福建中医药，2009，40（2）：5.

## 岩鹿乳康胶囊

【处方】鹿角霜、岩陀、鹿衔草。

【功能与主治】益肾活血，软坚散结。用于肾阳不足，气滞血瘀所致的乳腺增生。

【用法与用量】口服。一次3～5粒，一日3次；饭后服用。月经前15天开始服，至月经来时停药。

【禁忌】孕妇忌用。

**【注意事项】**

1．饭后服用。月经前 15 天开始服，至月经来时停药。

2．治疗期间应保持心情舒畅，情绪稳定。

3．应适当控制脂肪类食物的摄入。

4．应及时治疗月经失调等妇科疾病和其他内分泌疾病。

5．对发病高危人群要重视定期检查。

**【规格】** 每粒装 0.4g。

**【贮藏】** 密封。

## 乳增宁胶囊（片）

**【处方】** 艾叶、淫羊藿、柴胡、川楝子、天冬、土贝母。

**【功能与主治】** 疏肝散结，调理冲任。用于冲任失调、气滞痰凝所致乳癖，症见乳房结节、一个或多个、大小形状不一、质柔软，或经前胀痛，或腰酸乏力、经少色淡；乳腺增生病见上述证候者。

**【用法与用量】**

胶囊：口服。一次 4 粒，一日 3 次。

片剂：口服。一次 4 ~ 6 片，一日 3 次。

**【注意事项】**

1．治疗期间应保持心情舒畅，情绪稳定。

2．孕妇慎用。

3．应及时治疗月经失调等妇科疾病和其他内分泌疾病。

4．忌食辛辣、油腻食物及海鲜等发物。

**【规格】**

胶囊：每粒装 0.5g。

片剂：每片含干浸膏 0.3g。

**【贮藏】**密封。

**【药理毒理】**本品有抑制乳腺增生、提高免疫功能等作用。

· **抑制乳腺增生** 本品能使肌注雌二醇乳腺增生家兔模型乳头形态改善，减轻导管上皮增生，减轻上皮细胞异型[1, 2]；降低模型兔雌二醇与孕酮水平[2]。临床服用本品连续 20 天，可使乳腺囊性增生病患者黄体期降低的血清孕酮水平升高[3]。

· **提高免疫功能** 本品可提高肌注雌二醇乳腺增生家兔模型血清 IgA 含量[1]，提高家兔细胞免疫功能[1, 2]。

**【参考文献】**

[1] 李家升. 乳腺增生症及乳增宁片组方原则与药理研究 [J]. 中药材，2000，23（2）：122.

[2] 乳增宁片新药申报资料.

[3] 吴诚义，谢明均，陈晋. 乳增宁胶囊治疗乳腺囊性增生病 162 例临床研究 [J]. 重庆医学，2003，32（3）：369.

## 附二

### 治疗乳腺增生病的常用中成药简表

| 证型 | 药物名称 | 功能 | 主治病证 | 用法用量 | 备注 |
|---|---|---|---|---|---|
| 肝郁痰凝证 | 逍遥丸（颗粒） | 疏肝健脾，养血调经。 | 用于肝郁脾虚所致的胸闷不舒，胸胁胀痛，头晕目眩，食欲减退，月经不调。 | 丸剂：口服。水丸一次 6～9g，一日 1～2 次；大蜜丸一次 1 丸，一日 2 次。颗粒剂：开水冲服。一次 1 袋，一日 2 次。 | 药典，基药 |

| 证型 | 药物名称 | 功能 | 主治病证 | 用法用量 | 备注 |
|---|---|---|---|---|---|
| 肝郁痰凝证 | 加味逍遥丸（口服液、合剂） | 疏肝清热，健脾养血 | 用于肝郁血虚，肝脾不和，两胁胀痛，头晕目眩，倦怠食少，月经不调，脐腹胀痛；更年期综合征见上述证候者。 | 丸剂：口服。一次6g，一日2次。口服液：口服。一次10ml，一日2次。合剂：口服。一次10ml，一日2次。 | 丸剂：药典，医保 口服液：药典 |
| | 乳块消胶囊（片） | 疏肝理气，活血化瘀，消散乳块。 | 用于肝气郁结、气滞血瘀，乳腺增生，乳房胀痛。 | 胶囊：口服。一次4～6粒，一日3次。片剂：口服。一次4～6片，一日3次。 | 药典，基药 |
| | 乳疾灵颗粒 | 舒肝活血，祛痰软坚。 | 用于肝郁气滞、痰凝互结所致的乳癖，症见乳房肿块或结节、数目不等、大小不一、质软或中等硬，或乳房胀痛、经前疼痛加剧；乳腺增生病见上述证候者。 | 开水冲服。一次1～2袋，一日3次。 | 药典 |
| | 乳核散结片 | 疏肝活血，祛痰软坚。 | 用于肝郁气滞、痰瘀互结所致的乳癖，症见乳房肿块或结节、数目不等、大小不一、质软或中等硬，或乳房胀痛、经前疼痛加剧；乳腺增生病见上述证候者。 | 口服。一次4片，一日3次。 | 药典 |
| | 乳核散结胶囊 | 疏肝解郁，软坚散结，理气活血。 | 用于治疗乳腺囊性增生，乳痛症，乳腺纤维腺瘤和男性乳房发育等。 | 口服。一次4粒，一日3次。 | |

| 证型 | 药物名称 | 功 能 | 主治病证 | 用法用量 | 备注 |
|---|---|---|---|---|---|
| 肝郁痰凝证 | 乳癖消胶囊（片、颗粒） | 软坚散结，活血消痛，清热解毒。 | 用于痰热互结所致的乳癖、乳痛，症见乳房结节、数目不等、大小形态不一、质地柔软，或产后乳房结块、红热疼痛；乳腺增生，乳腺炎早期见上述证候者。 | 胶囊：口服。一次5～6粒，一日3次。片剂：口服。小片一次5～6片，大片一次3片，一日3次。颗粒剂：开水冲服。一次8g，一日3次。 | 药典，基药 |
| | 小金丸（胶囊） | 散结消肿，化瘀止痛。 | 用于痰气凝滞所致的瘰疬、瘿瘤、乳岩、乳癖，症见肌肤或肌肤下肿块一处或数处，推之能动，或骨及骨关节肿大、皮色不变、肿硬作痛。 | 丸剂：打碎后口服。一次1.2～3g，一日2次；小儿酌减。胶囊：口服。一次3～7粒，一日2次；小儿酌减。 | 药典，基药，医保 |
| | 乳宁颗粒 | 疏肝养血，理气解郁。 | 用于肝气郁结所致的乳癖，症见经前乳房胀痛、两胁胀痛、乳房结节、经前疼痛加重，乳腺增生见上述证候者。 | 开水冲服。一次1袋，一日3次，20天为一疗程；或遵医嘱。 | 药典 |
| | 乳癖散结胶囊 | 行气活血，软坚散结。 | 用于气滞血瘀所致的乳腺增生病，症见乳房疼痛、乳房肿块、烦躁易怒、胸胁胀满。 | 口服。一次4粒，一日3次，45天为一疗程；或遵医嘱。 | 药典 |
| | 夏枯草膏（胶囊、口服液） | 清火，散结，消肿。 | 用于火热内蕴所致的头痛、眩晕、瘰疬、瘿瘤、乳痈肿痛，甲状腺肿大、淋巴结核、乳腺增生病见上述证候者。 | 膏剂：口服。一次9g，一日2次。胶囊：口服。一次2粒，一日2次。口服液：口服。一次10ml，一日2次。 | 膏剂：药典 |
| | 乳核内消液 | 疏肝活血，软坚散结。 | 用于经期乳房胀痛有块，月经不调或量少色紫、成块及乳腺增生。 | 口服。一次10ml，一日2次，服时摇匀。 | |

| 证型 | 药物名称 | 功能 | 主治病证 | 用法用量 | 备注 |
|---|---|---|---|---|---|
| 肝郁痰凝证 | 消乳散结胶囊 | 疏肝解郁，化痰散结，活血止痛。 | 用于肝郁气滞、痰瘀凝聚所致的乳腺增生，乳房胀痛。 | 口服。一次3粒，一日3次。 | |
| | 乳康片 | 疏肝解郁，理气止痛，活血破瘀，消积化痰，软坚散结，补气健脾。 | 用于乳腺增生病。 | 口服。一次2～3片，一日2次。饭后服用，20天为一疗程。间隔5～7天，继续第二个疗程，亦可连续用药。 | |
| 冲任失调证 | 参芪二仙片 | 补肾填精，调补冲任，益气养血。 | 用于冲任失调型乳腺增生病。 | 口服。一次5片，一日2～3次。 | |
| | 四物合剂 | 养血调经。 | 用于血虚所致的面色萎黄，头晕眼花，心悸气短及月经不调。 | 口服。一次10～15ml，一日3次。 | 药典 |
| | 桂枝茯苓丸 | 活血，化瘀，消癥。 | 用于妇人宿有癥块，或血瘀经闭，行经腹痛，产后恶露不尽。 | 口服。一次1丸，一日1～2次。 | 药典 |
| | 桂枝茯苓胶囊 | 活血，化瘀，消癥。 | 用于妇人瘀血阻络所致癥块、经闭、痛经、产后恶露不尽；子宫肌瘤、慢性盆腔炎包块、子宫内膜异位症、卵巢囊肿见上述证候者；也可用于女性乳腺囊性增生病 | 口服。一次3粒，一日3次。 | 药典，基药 |

| 证型 | 药物名称 | 功能 | 主治病证 | 用法用量 | 备注 |
|---|---|---|---|---|---|
| 冲任失调证 | | | 属瘀血阻络证，症见乳房疼痛、乳房肿块、胸胁胀闷；或用于前列腺增生属瘀阻膀胱证，症见小便不爽、尿细如线或点滴而下、小腹胀痛者。 | | |
| | 岩鹿乳康胶囊 | 益肾活血，软坚散结。 | 用于肾阳不足，气滞血瘀所致的乳腺增生。 | 口服。一次3～5粒，一日3次；饭后服用。月经前15天开始服，至月经来时停药。 | |
| | 乳增宁胶囊（片） | 疏肝散结，调理冲任。 | 用于冲任失调、气滞痰凝所致乳癖，症见乳房结节、一个或多个、大小形状不一、质柔软，或经前胀痛，或腰酸乏力、经少色淡；乳腺增生病见上述证候者。 | 胶囊：口服。一次4粒，一日3次。片剂：口服。一次4～6片，一日3次。 | 药典 |

# 乳腺炎

乳腺炎是在乳汁淤积的基础上，细菌通过乳头进入乳房引起的化脓性感染性疾病。主要临床表现以乳房肿块，红、肿、热、痛等，伴有发热等全身症状并容易传囊为特征。常发生于产后未满月的哺乳期妇女，尤其以初产妇多见，此外非哺乳期亦可发生本病。产后体虚，免疫力低下，母亲个人卫生较差，容易发生本病。

乳腺炎发病初期，常有乳头皲裂，哺乳期乳头刺痛，伴有乳汁郁积不畅或结块，继而乳房肿胀疼痛，结块，压痛明显，皮色微红或不红，皮温微热或不热。全身症状不明显。成脓期患乳肿块不消或逐渐增大，皮肤焮热红肿，局部疼痛明显加重，如鸡啄样或波动性疼痛，患处拒按。伴有高热不退，头痛，口苦咽干，恶心厌食，便秘，同侧腋下淋巴结肿大疼痛，舌红，苔黄腻，脉弦滑数。肿块中央质软，按之有波动感。溃后期急性脓肿成熟可自行破溃出脓，或手术切开排脓。一般肿消痛减，寒热渐退，逐渐向愈。若脓流不畅，肿热不消，疼痛不减，身热不退，可能形成"袋脓"，或脓液波及其他乳囊（腺叶），形成"传囊乳痈"，亦可形成败血症。若有乳汁从疮口溢出，久治不愈，则可形成乳漏，血常规检查初期白细胞计数一般正常，成脓期白细胞计数或中性粒细胞数增加。

现代医学临床常根据病情酌情采用抗生素、解热镇痛药等进行治疗。

中医称本病为"乳痈",是由于各种内外因素引起乳汁郁积,乳络阻塞,气血瘀滞而致。

## 一、中医病因病机分析及常见证型

中医学认为乳痈病因是由于产后哺乳,乳头皲裂,风毒之邪入络;内因为厥阴之气不行,阳明经热熏蒸,肝郁与胃热相互影响,引起乳汁郁积,乳络阻塞,气血瘀滞,化热酿毒以致肉腐成脓。

乳汁郁积:新产妇由于乳头娇嫩,婴儿吮吸咬嚼致乳头破裂,乳头结痂,乳窍受阻,乳汁不出;或乳汁过多,吮吸不尽,乳汁未及时排空;或产妇乳头先天内陷,排乳不畅,影响哺乳;或断乳不当,宿乳郁积等,均可导致乳汁不畅,乳络阻塞,宿乳壅积,郁久化热,热盛肉腐,热腐成脓而成乳痈。

肝胃郁热:女子乳头属足厥阴肝经,主疏泄,调节乳汁分泌;乳房属阳明胃经,乳汁为气血所化,源出于胃。因情绪不舒,紧张郁闷,致肝气郁滞,厥阴之气不行,乳络不畅,乳汁壅积结块;产后饮食不节,姿食膏粱厚味,伤及脾胃,运化失司,胃热壅盛,湿热蕴结,致气血凝滞,阻塞乳络而成乳痈。

感受外邪:妇女产后体虚,汗出当风,感受风邪;或婴儿含乳而睡,口气焮热,热气鼻风吹入乳孔;或乳头破损,外邪入侵,皆可导致乳络闭塞,乳汁郁积,郁久化热,发为乳痈。

## 二、辨证选择中成药

### （一）内治法

#### 1. 郁滞期（气滞热壅证）

【临床表现】乳汁分泌不畅，乳房肿胀疼痛，结块或有或无，皮色不红或微红，皮温不高或微高，或有畏寒身热，口苦咽干，胸闷不舒，烦躁易怒，食纳不佳；舌质淡红或红，苔薄白或薄黄，脉弦数。此期辨证属肝郁气滞。

【辨证要点】乳汁淤积结块，皮肤红，肿胀疼痛；伴有恶寒发热、头痛，周身酸楚，口渴，便秘；舌质淡红，苔黄，脉弦数。

【病机简析】情志内伤，肝气郁结，郁久化热，加之产后恣食厚味，胃内积热，以致肝胃蕴热，气血凝滞，乳络阻塞，不通则痛，故乳房肿胀疼痛有块；毒热内蕴，故患侧乳房皮肤微红；邪热内盛，正邪相争，营卫失和，故恶寒发热，头痛骨楚；胃经热盛，故口渴、便秘、舌红苔薄黄；弦脉属肝，数脉主热。

【治法】疏肝清胃，消肿通乳。

【辨证选药】可选用加味逍遥丸（口服液、合剂）、逍遥丸（颗粒）。

此类中成药多由柴胡、白芍、赤芍、当归、白术、茯苓、元胡、川楝子、炙甘草等药物组成，可发挥良好的疏肝解郁，消肿止痛，通乳散结的作用。

外用金黄散或玉露散以冷开水或醋调敷，或用金黄膏或玉露膏敷贴，或用鲜野菊花、鲜蒲公英、鲜地丁草、仙人掌（去刺）等洗净捣烂外敷，或用20％芒硝溶液湿敷，或用大黄、芒硝各等份研末，适量凡士林调敷。

## 2. 成脓期（热毒壅盛证）

**【临床表现】**患乳肿块增大，皮肤灼热，疼痛剧烈，拒按，肿块中央渐软，按之应指，兼见全身壮热憎寒，口干喜饮，烦躁不安，身痛骨楚，溲赤便秘；舌质红或红绛，苔黄腻或黄糙，脉滑数或洪。肿块穿刺有脓，此期辨证属胃热壅盛。

**【辨证要点】**乳房肿块疼痛，皮肤焮红灼热，肿块变软，有应指感，全身壮热憎寒；舌质红绛，苔黄腻，脉滑数。

**【病机简析】**肝胃蕴热，热毒炽盛，乳络阻塞，气血凝滞，故乳房肿块逐渐增大，局部焮红、疼痛、灼热；热盛则肉腐成脓，故肿块中央变软，按之有应指感；火热炎上，故面红目赤；热扰心神，则烦躁不宁；火热伤阴，津液被耗，故小便短赤；津伤则引水自救，故渴喜饮冷；肠热津亏，故大便干燥；舌红、苔黄、脉数均为热象。

**【治法】**清热解毒，托里透脓。

**【辨证选药】**可选用复方南板蓝根片（颗粒）、穿心莲胶囊（片）、清热散结胶囊（片）、夏枯草膏（胶囊、口服液）、蒲地蓝消炎片（口服液）、丹参酮胶囊、西黄丸（胶囊）、连翘败毒丸（片、膏）、活血解毒丸、活血消炎丸、醒消丸、新癀片、牛黄化毒片、牛黄醒消丸、乳癖消胶囊（片、颗粒）。

此类中成药常以银花、连翘、牛黄、穿心莲、紫花地丁等清热解毒、消肿止痛，黄芩、栀子、知母、石膏等清热泻火，乳香、没药等活血化瘀、散结止痛，从而起到良好的清热解毒、消肿散结止痛的作用。

成脓期局部按之有波动感或经穿刺抽脓抽得脓液者，应及时切开引流。一般采用与乳头方向呈放射状的切口，切口位置选择脓肿稍低的部位，切口长度与脓腔基底的大小基本一致，使引流通畅不致袋脓，但需避免手术损伤乳络形成乳漏。而乳晕部的浅表脓肿、乳房后的脓肿或乳房周边脓肿，则可在乳晕边缘或乳房周边作弧形切口。若脓腔较大者，必要时可在脓腔最低部位作对口引流。脓肿小而浅者，可用针吸穿刺抽脓。

### 3. 溃后期（正虚邪恋证）

【临床表现】溃后或切开排脓后，一般寒热减退，肿消痛减，疮口逐渐愈合。若溃后脓出不畅，肿块不消，身热不退，则已出现袋脓现象；若脓液侵及其他腺叶，则成传囊乳痈；有时可见乳汁从疮口溢出或脓水清晰，形成乳漏，收口缓慢。此期辨证属气血两虚，余毒未清。

【辨证要点】溃后脓出不畅或脓水清稀，愈合缓慢，乳汁从疮口溢出，形成乳漏，低热不退，全身乏力，面色少华，舌质淡薄，脉弱无力。

【病机简析】脓成破溃后，脓毒尽泄，肿痛消减；但若素体本虚，溃后脓毒虽泄，气血俱虚，故收口缓慢；气血虚弱可见面色少华、全身乏力、头晕目眩；舌淡、苔薄、脉弱无力为气血不足之象。

【治法】益气养血，和营托毒。

【辨证选药】可选用参苓白术丸（胶囊、颗粒、口服液）。

此类中成药常选用黄芪、党参、白术、茯苓、当归、川芎、地黄、阿胶、山药、白扁豆、莲子、薏苡仁、砂仁、桔梗、甘草等药物，从而起到益气养血、和营托毒的作用。


## （二）外治法

溃后期切开排脓后用凡士林纱条引流，外敷金黄散或金黄膏；

脓尽改用生肌散收口，外用红油膏或生肌玉红膏盖贴；若有袋脓现象，可在脓腔下方用垫棉法加压，使脓液不致潴留；如有乳汁从疮口溢出，则可在患侧用垫棉法束紧，排出乳汁，促进愈合；若成传囊乳痈者，则在肿块按之应指处另作一切口；若形成乳房部窦道者，可用药捻，插入窦道至脓腔深处，以腐蚀管壁，至脓液减少后用药线，脓净则改用生肌散纱条，直至愈合。

## 三、用药注意

临床选药必须以辨证论治的思想为指导，针对不同证型，选择与其相对证的药物，才能收到较为满意的疗效。乳腺炎因发病人群特殊，多为哺乳期妇女，在治疗过程中应谨遵医嘱，对哺乳加以严格控制。必要时可以内服药加外用药联合使用，在治疗过程中尽量避免过多油脂性食物摄入。患者应注意保持心情舒畅，情志条达。对于病情严重的患者，应该积极采用外科手术治疗，切不可盲目用药，延误病情。

## 附一

### 常用治疗乳腺炎的中成药药品介绍

#### （一）气滞热壅证常用中成药品种

### 加味逍遥丸（口服液、合剂）

【处方】柴胡、当归、白芍、炒白术、茯苓、甘草、薄荷、牡丹皮、栀子。

**【功能与主治】** 疏肝清热，健脾养血。用于肝郁血虚，肝脾不和，两胁胀痛，头晕目眩，倦怠食少，月经不调，脐腹胀痛；更年期综合征见上述证候者。

**【用法与用量】**

丸剂：口服。一次 6g，一日 2 次。

口服液：口服。一次 10ml，一日 2 次。

合剂：口服。一次 10ml，一日 2 次。

**【注意事项】**

1．脾胃虚寒、脘腹冷痛、大便溏薄者慎用。

2．服药期间不宜食生冷、油腻食物。

3．服药期间注意调节情志，切忌气恼劳碌。

**【规格】**

丸剂：每 100 丸重 6g。

口服液：每支装 10ml。

合剂：每瓶装（1）100ml，（2）150ml。

**【贮藏】** 密封，防潮。

**【药理毒理】**

·**抗应激作用** 本品可增加电刺激诱发应激模型动物胸腺和脾脏指数，减轻胸腺病理损伤，降低胸腺细胞凋亡率；降低血糖及皮质激素水平，下调脑区核团 c-fos、c-jun 蛋白高表达[1, 2]。本品对小站台水环境应激引起的小鼠胸腺损伤有保护作用，增加胸腺、脾指数，降低胸腺 5- 羟色胺、糖皮质激素的含量[3, 4]。

**【参考文献】**

[1] 吴振宇，张云，肖健.阻断交感神经及加味逍遥丸对心理应激小鼠免疫功能的影响 [J]. 中国行为医学科学，2006，15（1）：

7-9.

[2] 吴振宇，张云，肖健.心理应激小鼠脑区核团原癌基因蛋白表达的规律及加味逍遥丸的调节作用的实验研究 [J].中国中西医结合杂志，2006，26（11）：998-1002.

[3] 侯静，肖亮，杨军平.站台水环境应激对神经内分泌和胸腺细胞凋亡的影响及加味逍遥丸的调节作用 [J].中国临床康复，2005，9（44）：100-101.

[4] 高书亮，吴振宇，杨军平.加味逍遥丸对小鼠小站台水环境应激状态调节作用的实验研究 [J].江西中医学院学报，2006，18（3）：63-64.

# 逍遥丸（颗粒）

**【处方】**柴胡、当归、白芍、炒白术、茯苓、炙甘草、薄荷、生姜。

**【功能与主治】**疏肝健脾，养血调经。用于肝郁脾虚所致的胸闷不舒，胸胁胀痛，头晕目眩，食欲减退，月经不调。

**【用法与用量】**

丸剂：口服。水丸一次 6～9g，一日 1～2 次；大蜜丸一次 1 丸，一日 2 次。

颗粒剂：开水冲服。一次 1 袋，一日 2 次。

**【注意事项】**

1．凡肝肾阴虚、气滞不通所致的胁肋疼痛，胸腹胀满，咽喉干燥，舌无津液，舌红无苔，脉象沉细者慎用。

2．用药期间应适当控制脂肪类食物的摄入，并注意保持心情舒畅，情绪稳定。

**【规格】**

丸剂：水丸，每袋装 6g；大蜜丸，每丸重 9g。

颗粒剂：每袋装（1）15g，（2）4g，（3）5g，（4）6g。

**【贮藏】** 密封。

**【药理毒理】** 本品有保肝、抗抑郁、抗焦虑、调节内分泌、调节免疫和抗应激等作用。

• **保肝** 逍遥散可降低四氯化碳肝损伤小鼠血清谷氨酸丙氨酸氨基转移酶（GPT）活性[1]，降低小牛血清白蛋白（BSA）免疫性肝损伤大鼠血浆谷丙转氨酶（ALT）的含量，升高血浆 SOD 活性[2]。本品可降低血浆甘胆酸（CG）的含量[3]。逍遥散可减轻慢性束缚肝郁证大鼠的肝细胞线粒体损伤[4]。

• **抗抑郁和抗焦虑** 逍遥散能缩短小鼠悬尾和强迫游泳不动时间[5]，增加未预知的长期应激刺激大鼠的格间穿行次数[6]，增加慢性应激肝郁证大鼠对 1% 蔗糖水的摄取量[7]，减少爬梯法试验小鼠爬梯数和站立数[6]。

• **对中枢单胺递质的影响** 逍遥散可升高正常大鼠下丘脑去甲肾上腺素（NA）含量，升高纹状体多巴胺（DA）含量，降低下丘脑和纹状体 3,4- 二羟基苯乙酸（DOPAC）含量，升高 DA/DOPAC 比值[8]。

• **对免疫功能的影响** 本品可提高束缚水浸应激损伤小鼠腹腔巨噬细胞吞噬率、吞噬指数[9, 10]和溶血素水平[11]。逍遥散可降低慢性束缚应激大鼠血清白介素 -1β（IL-1β）含量，升高血清白细胞介素 -2（IL-2）和白细胞介素 -6（IL-6）含量[12]。

• **抗应激** 本品可降低束缚水浸应激损伤大鼠的心率和胃溃疡指数[13]。逍遥散可降低大鼠在未预知长期应激刺激 24 小时的肾上腺皮质激素（ACTH）水平的升高[7]，提高慢性束缚应激大鼠皮质酮的水平[13]。本品可下调束缚应激大鼠下丘脑促皮质激素释放因子−1（CRF−1）基因表达，上调皮层 CRF−1 基因表达，上调小丘脑和海马区促皮质激素释放因子−2（CRF−2）基因表达[9]。逍遥散可使慢性束缚以及模型大鼠在下丘脑、皮层和海马的前阿黑皮素−1（POMC−1）基因表达下调，在皮层的前阿黑皮素−2（POMC−2）的基因表达下调[10]；可降低慢性束缚应激大鼠下丘脑 β−内啡肽（β−EP）免疫反应阳性强度，减少下丘脑 β−EP 免疫反应阳性细胞数目和平均总面积[14]。临床肝郁证患者用逍遥丸治疗 1 个月，可见血浆 β−EP 含量增加，肾上腺素（E）和多巴胺（DA）含量减少[15]。

・**毒理** 本品小鼠灌胃给药的 $LD_{50}$ 为 268g/kg，相当于人用量的 336 倍[16]。

**【参考文献】**

[1] 陈玉兴，简雪芹，孙兰，等 . 逍遥散分煎与合煎药理作用比较研究 [J]. 中国实验方剂学杂志，2000，6（4）：36.

[2] 赵国荣，刘近明，李承哲，等 . 四逆散、逍遥散及其配伍丹参或桃仁对大鼠免疫性肝损伤影响的对比研究 [J]. 湖南中医学院学报，1999，9（4）：9.

[3] 关宴星，蔡锡麟，熊祖廉 . 不同剂型逍遥散对血浆甘胆酸等含量的影响 [J]. 江西中医学院学报，1994，（4）：15.

[4] 吕志平 ."肝郁"大鼠的脂质过氧化反应及逍遥散的保护作用 [J]. 山东中医学院学报，1995，19（3）：199.

[5] 徐志伟，吴丽丽，严灿，等 . 逍遥散和丹栀逍遥散抗抑郁作用的实验研究 [J]. 中医药学报，2003，16（3）：14-15.

[6] 王静怡, 石玉, 查鹏洲, 等. 逍遥散的药理研究 [J]. 中国医院药学杂志, 2002, 22 (8): 489.

[7] 金光亮, 南睿, 郭霞珍. 慢性应激肝郁证大鼠模型的建立 [J]. 北京中医药大学学报, 2003, 26 (2): 18.

[8] 吴春福, 李逢利, 刘雯, 等. 逍遥散对大鼠脑中单胺类神经递质含量的影响. 中药药理与临床, 1993, 9 (2): 8-10.

[9] 顿颖, 郝一彬, 冯前进, 等. 逍遥丸对实验动物拘束水浸应激损伤的保护作用 [J]. 中国实验方剂学杂志, 1999, 5 (6): 33.

[10] 李伟, 陈家旭, 杨建新, 等. 疏肝、健脾、补肾复方对慢性束缚应激大鼠行为学和免疫功能的影响 [J]. 中国实验动物学报, 2003, 11 (1): 33.

[11] 唐已婷, 陈家旭. 三种中药复方对慢性束缚应激大鼠下丘脑－垂体－肾上腺轴的调节 [J]. 北京中医药大学学报, 2002, 5 (3): 23.

[12] 陈家旭, 唐已婷. 逍遥散对慢性束缚应激模型大鼠相关脑区 CRF 基因表达的影响 [J]. 中国应用生理学杂志, 2004, 20 (1): 71.

[13] 陈家旭, 唐已婷, 慢性束缚应激模型大鼠相关脑区前阿黑皮素基因表达的变化及中药复方的影响 [J]. 中国药物与临床, 2003, 3 (3): 223.

[14] 陈家旭, 杨建新, 赵歆, 等. 慢性束缚应激大鼠下丘脑 β－内啡肽变化及中药复方对其的影响 [J]. 中国医药学报, 2004, 19 (2): 8.

[15] 嵇波, 陈家旭, 鲁兆麟. 逍遥散对人体神经内分泌免疫系统的影响 [J]. 北京中医药大学学报, 2003, 26 (6): 68.

[16] 陈奇 . 中成药名方药理与临床 [M]. 北京 : 人民卫生出版社,1998 : 654.

### （二）热毒壅盛证常用中成药品种

## 复方南板蓝根片（颗粒）

【处方】南板蓝根、紫花地丁、蒲公英。

【功能与主治】清热解毒，消肿止痛。用于腮腺炎，咽炎，乳腺炎，疮疖肿痛属热毒内盛证者。

【用法与用量】

片剂：口服。一次 3 片，一日 3 次。

颗粒剂：开水冲服。一次 10g，一日 3 次。

【注意事项】

1．服药期间忌食辛辣、油腻、鱼腥食物，戒烟酒。

2．老人、儿童及素体脾胃虚弱者慎用。

3．腮腺炎、急性咽炎、乳腺炎、毛囊炎感染严重，伴有高热等全身症状者，酌情配合其他药物。

【规格】

片剂：每片重 0.39g。

颗粒剂：每袋装 10g。

【贮藏】密闭，防潮。

## 穿心莲胶囊（片）

【处方】穿心莲。

【功能与主治】清热解毒，凉血消肿。用于邪毒内盛，感冒发热，咽喉肿痛，口舌生疮，顿咳劳嗽，泄泻痢疾，热淋涩痛，痈肿疮疡，湿疹，毒蛇咬伤。

**【用法与用量】**

胶囊：口服。一次2～3粒，一日3～4次。

片剂：口服。一次2片，一日3次。

**【注意事项】**

1．服药期间不宜食烟酒、辛辣、油腻食物。

2．风寒感冒发热、虚火上炎喉痹、口舌生疮者慎用。

3．泄泻、痢疾属脾胃虚寒者慎用。

4．按照用法用量服用，儿童应在医师指导下服用。

5．老人、儿童及素体脾胃虚弱者慎用。

6．治疗急性咽炎、痈肿疮疡时，可适当配合使用其他药物。

7．治疗毒蛇咬伤时，应配合其他抢救措施。

**【规格】**

胶囊：每粒含穿心莲干浸膏0.105g。

片剂：每片含穿心莲干浸膏0.105g。

**【贮藏】**密闭，防潮。

## 清热散结胶囊（片）

**【处方】**本品为千里光浸膏片。

**【功能与主治】**消炎解毒，散结止痛。用于急性结膜炎，急性咽喉炎，急性扁桃体炎，急性肠炎，急性菌痢，上呼吸道感染，急性支气管炎，淋巴结炎，疮疖疼痛，中耳炎，皮炎湿疹。

**【用法与用量】**

胶囊：口服。一次5～8粒，一日3次。

片剂：口服。一次 5 ~ 8 片，一日 3 次。

**【注意事项】**

1. 不宜食辛辣、生冷、油腻食物。

2. 对本品过敏者禁用，过敏体质者慎用。

**【规格】**

胶囊：每粒装 0.35g。

片剂：每片重 0.35g。

**【贮藏】** 密闭，防潮。

## 夏枯草膏（胶囊、口服液）

**【处方】** 夏枯草。

**【功能与主治】** 清火，散结，消肿。用于火热内蕴所致的头痛、眩晕、瘰疬、瘿瘤、乳痈肿痛，甲状腺肿大、淋巴结核、乳腺增生病见上述证候者。

**【用法与用量】**

膏剂：口服。一次 9g，一日 2 次。

胶囊：口服。一次 2 粒，一日 2 次。

口服液：口服。一次 10ml，一日 2 次。

**【注意事项】**

1. 气血亏虚者慎用。

2. 孕妇慎用。

3. 服药期间宜饮食清淡易消化的食物，忌食辛辣食物。

**【规格】**

膏剂：每瓶装（1）60g，（2）100g，（3）125g，（4）130g，（5）200g，（6）250g，（7）300g。

胶囊：每粒装 0.35g。

口服液：每支装 10ml。

【贮藏】密闭，防潮。

## 蒲地蓝消炎片（口服液）

【处方】黄芩、蒲公英、苦地丁、板蓝根。

【功能与主治】清热解毒，抗炎消肿。用于疖肿，腮腺炎，咽炎，淋巴腺炎，扁桃体炎等。

【用法与用量】

片剂：口服。一次 5～8 片，一日 4 次；小儿酌减。

口服液：口服。一次 10ml，一日 2 次。

【注意事项】

1．不宜食辛辣刺激性食物。

2．用药期间不宜同时服用温热性药物。

3．孕妇及脾胃虚寒症见腹痛、喜暖、泄泻者慎用。

4．儿童、哺乳期妇女、年老体弱及糖尿病患者应在医师指导下服用。

5．疮疖较重或局部变软化脓，或扁桃体有化脓及全身高热者应到医院就诊。

6．服药 3 天症状无缓解，应去医院就诊。

7．对本品过敏者禁用，过敏体质者慎用。

8．本品性状发生改变时禁止使用。

9．儿童必须在成人监护下使用。

【规格】

片剂：每片重 0.3g。

口服液：每支装 10ml。

【贮藏】密闭，防潮。

## 丹参酮胶囊

【处方】丹参乙醇提取物。

【功能与主治】抗菌消炎。用于痤疮，扁桃体炎，外耳道炎，疖、痈、外伤感染，烧伤感染，乳腺炎，蜂窝组织炎，骨髓炎等。

【用法与用量】口服。一次 4 粒，一日 3 ～ 4 次；小儿酌减。

【注意事项】

1．经期慎用，或遵医嘱。

2．忌烟酒，辛辣、油腻及腥发食物。

3．用药期间不宜同时服用温热性药物。

4．对本品过敏者禁用，过敏体质者慎用。

【规格】每粒装 0.25g。

【贮藏】遮光，密封，置阴凉（不超过 20℃）干燥处。

## 西黄丸（胶囊）

【处方】牛黄、乳香（醋制）、没药（醋制）、麝香。

【功能与主治】清热解毒，消肿散结。用于热毒壅结所致的痈疽疔毒，瘰疬，流注，癌肿等。

【用法与用量】

丸剂：口服。一次 3g，一日 2 次。

胶囊：口服。一次 4 粒，一日 2 次；或遵医嘱。

【禁忌】孕妇禁用。

**【注意事项】**

1．脾胃虚寒者慎用。

2．服药期间忌食辛辣刺激食物。

3．运动员慎用。

**【规格】**

丸剂：每 20 粒重 1g。

胶囊：每粒装 0.25g。

**【贮藏】** 密闭，防潮。

**【药理毒理】** 本品有抑制肿瘤，抗乳腺增生作用。

·**抑制肿瘤** 本品含药血清对人乳腺癌细胞株（MCF-7）的生长有抑制作用，并可干扰其细胞周期[1]；本品浸提液能使原发性肝癌细胞株（SMMC7721）中 G0-G1 期细胞比例降低，G2-M 期细胞比例增多；体内可降低移植性宫颈癌细胞 U14 荷瘤小鼠模型 U14 细胞 G0-G1 期细胞比例，增加 G2-M 期细胞比例，提示该药可以通过影响细胞周期发挥抑瘤作用[2]；本品浸提液体外可降低 SMMC7721 细胞株分泌血管内皮生长因子（VEGF）的水平及基质金属蛋白酶（MMP-2、MMP-9）的活性[3]。

·**抗乳腺增生** 本品还降低苯甲酸诱导的大鼠乳腺增生模型血雌二醇含量，升高孕酮的水平；增加 SOD 活性，降低 MDA 含量；能够提高肾上腺系数并抑制胸腺系数的减少[4]。

**【参考文献】**

[1] 梁文波，张雪梅，宋旦旨.西黄丸含药血清对人乳腺癌细胞生长的影响 [J].时珍国医国药，2007，18（6）：1371.

[2] 金沈锐，祝彼得，泰旭华.西黄丸对人肝癌细胞 SMMC7721 及小鼠宫颈癌细胞 U14 周期的影响 [J].时珍国医国药，2007，18

（11）：2782．

[3] 金沈锐，张新胜，祝彼得，等．西黄丸对肝癌细胞SMMC7721分泌的血管内皮生长因子及基质金属蛋白酶2、9的影响[J]．中成药，2008，30（7）：1079．

[4] 梁文波，陈杰，邢福有．西黄丸治疗大鼠乳腺增生作用机理的研究[J]．辽宁中医杂志，2007，34（2）：232．

# 连翘败毒丸（片、膏）

【处方】金银花、连翘、大黄、紫花地丁、蒲公英、栀子、白芷、黄芩、赤芍、浙贝母、桔梗、玄参、木通、防风、白鲜皮、甘草、蝉蜕、天花粉。

【功能与主治】清热解毒，消肿止痛。用于疮疖溃烂，灼热发烧，流脓流水，丹毒疱疹，疥癣痛痒。

【用法与用量】

丸剂：口服。一次9g，一日1次。

片剂：口服。一次4片，一日2次。

膏剂：口服。一次15g，一日2次。

【禁忌】

1．孕妇忌用。

2．对本品过敏者禁用。

【注意事项】

1．疮疡阴证者不宜用。

2．不宜食辛辣、油腻食物及海鲜等发物。

3．不宜在服药期间同时服用滋补性中药。

4．高血压、心脏病患者慎服。

5．有糖尿病、肝病、肾病等慢性病严重者应在医师指导下服用。

6．过敏体质者慎用。

**【规格】**

丸剂：每 100 粒重 6g。

片剂：每片重 0.6g。

膏剂：每瓶装（1）30g，（2）60g，（3）120g。

**【贮藏】**密封。

## 活血解毒丸

**【处方】**乳香（醋炙）、没药（醋炙）、蜈蚣、黄米（蒸熟）、石菖蒲浸膏、雄黄粉。

**【功能与主治】**解毒消肿，活血止痛。用于肺腑毒热，气血凝结引起的痈毒初起，乳痈乳炎，红肿高大，坚硬疼痛，结核，疔毒恶疮，无名肿毒。

**【用法与用量】**温黄酒或温开水送服。一次 3g，一日 2 次。

**【禁忌】**孕妇禁用。

**【注意事项】**

1．疮疡成脓或已破溃者慎用。

2．疮疡阴证者不宜用。

3．脾胃虚弱者慎用。

4．不可久用。

5．忌食辛辣、油腻食物及海鲜等发物。

**【规格】**每 100 粒重 5g。

**【贮藏】**密闭，防潮。

## 活血消炎丸

【处方】乳香（醋炙）、没药（醋炙）、牛黄、石菖蒲浸膏、黄米（蒸熟）。

【功能与主治】活血解毒，消肿止痛。用于毒热结于脏腑经络引起的痈疽、乳痈，症见局部红肿热痛，有结块。

【用法与用量】温黄酒或温开水送服。一次 3g，一日 2 次。

【禁忌】孕妇禁用。

【注意事项】

1．痈疽已溃破者慎用。

2．脾胃虚弱者慎用。

3．若出现皮肤过敏反应需立即停药。

4．忌食辛辣、油腻食物及海鲜等发物。

【规格】每 100 粒重 5g。

【贮藏】密封。

## 醒消丸

【处方】麝香、乳香（制）、没药（制）、雄黄。

【功能与主治】活血消肿，止痛。用于痈疽肿毒，坚硬疼痛。

【用法与用量】用黄酒或温开水送服。一次 1.5 ～ 3g，一日 2 次。

【禁忌】孕妇禁用。

【注意事项】

1．疮疡阴证者不宜用。

2．脾胃虚弱、身体虚者慎用。

3．不宜长期使用。

4．若用药后出现皮肤过敏反应需及时停用。

5．忌食辛辣、油腻食物及海鲜等发物。

**【规格】**每丸重 12.5mg。

**【贮藏】**密封。

## 新癀片

**【处方】**肿节风、三七、人工牛黄、猪胆粉、肖梵天花、珍珠层粉、水牛角浓缩粉、红曲、吲哚美辛。

**【功能与主治】**清热解毒，活血化瘀，消肿止痛。用于热毒瘀血所致的咽喉肿痛，牙痛，痹痛，胁痛，黄疸，无名肿毒等症。

**【用法与用量】**口服，一次 2～4 片，一日 3 次；小儿酌减。外用，用冷开水调化，敷患处。

**【注意事项】**

1．虚火喉痹、牙痛、风寒湿痹、外伤胁痛、阴疽漫肿者慎用。

2．服药期间忌食辛辣、油腻食物。

3．老人、儿童及素体脾胃虚弱者慎用。

4．本品含吲哚美辛，应参照该药注意事项。

5．孕妇慎用。

6．胃及十二指肠溃疡者、肾功能不全者及孕妇慎用，有消化道出血史者忌用。

**【规格】**每片重 0.32g。

**【贮藏】**密封。

**【药理毒理】**本品具有抗炎等作用。

· **抗炎** 本品能抑制佐剂性关节炎大鼠原发性及继发性关节肿胀，降低血清白细胞介素 -1（IL-1）、白细胞介素 -8（IL-8）、肿瘤坏死因子 -α（TNF-α）、一氧化氮（NO）、诱导型一氧化氮合酶（iNOS）水平，升高白细胞介素 -10（IL-10）水平[1]。

· **其他** 本品具有抑制 S180 肿瘤生长和增强其细胞免疫的功能，能减少荷 S180 小鼠瘤体比，抑制肿瘤生长，增加脾重和外周血白细胞数目[2]。

**【参考文献】**

[1] 宋彩霞，周翠英，樊冰，等 . 新四妙方对佐剂性关节炎大鼠血清细胞因子水平的影响 [J]. 光明中医，2007，22（5）：48.

[2] 周蔚云，杨炜青，阮小贞，等 . 新癀片对荷 S180 小鼠的肿瘤生长及免疫功能的影响 [J]. 中国药房，2005，16（2）：98.

## 牛黄化毒片

**【处方】** 天南星（制）、连翘、金银花、白芷、甘草、乳香、没药、牛黄。

**【功能与主治】** 解毒消肿，散结止痛。用于疮疡，乳痈，红肿疼痛。

**【用法与用量】** 口服。一次 8 片，一日 3 次；小儿酌减。

**【注意事项】** 孕妇慎用。

**【规格】** 每片重 0.62g。

**【贮藏】** 密封，置阴凉干燥处。

## 牛黄醒消丸

**【处方】** 牛黄、麝香、乳香（制）、没药（制）、雄黄。

**【功能与主治】**清热解毒，消肿止痛。用于痈疽发背，瘰疬流注，乳痈乳岩，无名肿毒。

**【用法与用量】**用温黄酒或温开水送服。一次 3g，一日 1 ～ 2 次；患在上部，临睡前服；患在下部，空腹时服。

**【禁忌】**孕妇禁用。

**【注意事项】**

1.脾胃虚弱、身体虚者慎用。

2.疮疡阴证者不宜用。

3.不宜长期使用。

4.若用药后出现皮肤过敏反应及时停用。

5.忌食辛辣、油腻食物及海鲜等发物。

**【规格】**每瓶装 3g。

**【贮藏】**密闭，防潮。

## 乳癖消胶囊（片、颗粒）

**【处方】**鹿角、蒲公英、昆布、天花粉、鸡血藤、三七、赤芍、海藻、漏芦、木香、玄参、牡丹皮、夏枯草、连翘、红花。

**【功能与主治】**软坚散结，活血消痈，清热解毒。用于痰热互结所致的乳癖、乳痈，症见乳房结节、数目不等、大小形态不一、质地柔软，或产后乳房结块、红热疼痛；乳腺增生病，乳腺炎早期见上述证候者。

**【用法与用量】**

胶囊：口服。一次 5 ～ 6 粒，一日 3 次。

片剂：口服。小片一次 5 ～ 6 片，大片一次 3 片，一日 3 次。

颗粒剂：开水冲服。一次 8g，一日 3 次。

**【注意事项】**

1．应保持心情舒畅，情绪稳定。

2．应适当控制脂肪类食物的摄入。

3．伴有舌红少苔、口燥咽干、心烦失眠等阴虚表现患者应停药。

4．孕妇慎用。

**【规格】**

胶囊：每粒装 0.32g。

片剂：（1）薄膜衣片，每片重 0.34g；（2）薄膜衣片，每片重 0.67g；（3）糖衣片，片芯重 0.34g。

颗粒剂：每袋装 8g。

**【贮藏】**密封。

**【药理毒理】**本品有抑制乳腺增生、抗炎、镇痛等作用。

**·抑制乳腺增生**　本品可抑制雌二醇所致小鼠乳腺增生[1]。

**·抗炎**　本品可抑制香柏油和棉球引起的小鼠肉芽肿，但对组胺引起的足肿胀无抑制和消肿作用[1]。

**·镇痛**　本品可抑制热刺激所致小鼠舔后足反应及醋酸扭体反应[2]。

**【参考文献】**

[1] 姜伟 . 乳癖消片的药理作用研究 [J]. 辽宁中医药杂志，1984，（3）：6.

[2] 乳癖消胶囊新药申报资料 .

## （三）正虚邪恋证常用中成药品种

### 参苓白术丸（胶囊、颗粒、口服液）

【处方】人参、山药、茯苓、白术、白扁豆、莲子、薏苡仁、砂仁、桔梗、甘草。

【功能与主治】补脾胃，益肺气。用于脾胃虚弱，食少便溏，气短咳嗽，肢倦乏力。

【用法与用量】

丸剂：口服。一次6g，一日3次。

胶囊：口服。一次3粒，一日3次。

颗粒剂：口服。一次3g，一日3次。

口服液：口服。一次10ml，一日3次；或遵医嘱。

【禁忌】对本品过敏者禁用。

【注意事项】

1．阴虚火旺者慎用或加减应用。

2．不宜同时服用藜芦、五灵脂、皂荚或其制剂。

3．服本药时不宜喝茶和吃萝卜，以免影响药效。

4．过敏体质者慎用。

【规格】

丸剂：每100粒重6g。

胶囊：每粒装0.5g。

颗粒剂：每袋装3g。

口服液：每支装10ml。

【贮藏】密闭，防潮。

## （四）外治法常用中成药品种

## 生肌玉红膏

【处方】轻粉、紫草、白芷、当归、血竭、甘草、虫白蜡。

【功能与主治】解毒，祛腐，生肌。用于热毒壅盛所致的疮疡，症见创面色鲜、脓腐将尽或久不收口；亦用于乳痈。

【用法与用量】外用。创面清洁后外涂本膏，一日1次。

【注意事项】

1．孕妇慎用。

2．溃疡脓腐未清者慎用。

3．不可久用。

4．不可内服。

5．若用药后出现皮肤过敏反应需及时停用。

6．忌食辛辣、油腻食物及海鲜等发物。

【规格】每盒装12g。

【贮藏】密闭，置阴凉干燥处。

【药理毒理】本品具有促进创面愈合、改善创面微循环的作用。

· **促进创面愈合** 本品能够减少患者结核性痨瘘术后创面渗液量，缩短肉芽组织、上皮组织和创面愈合时间，促进伤口愈合[1]。本品外治配合中药熏洗，可减少肛肠病术后创口组织液渗出，加速创口胶原纤维及细胞的重新组合，促进创口早日愈合[2]。

· **改善创面微循环** 对模板打洞法形成小鼠机械性全层皮肤圆形创面，本品可刺激毛细血管生成及扩张，同时可减少创面毛细血管微血栓的形成[3]。

**【参考文献】**

[1] 李浩增，张悦．生肌玉红膏对结核性痈瘘术后创口愈合的促进作用 [J]．广州中医药大学学报，2005，7（22）：276．

[2] 包学龙．生肌玉红膏综合疗法促进痔瘘术后创面愈合的临床观察 [J]．中医研究，2007，20（2）：36．

[3] 姚昶，施裕新，朱永康，等．生肌玉红膏对小鼠机械性创面微循环影响的实验研究 [J]．江苏中医药，2005，26（11）：68．

## 如意金黄散

**【处方】** 姜黄、大黄、黄柏、苍术、厚朴、陈皮、甘草、生天南星、白芷、天花粉。

**【功能与主治】** 清热解毒，消肿止痛。用于热毒瘀滞肌肤所致疮疡肿痛、丹毒流注，症见肌肤红、肿、热、痛，亦可用于跌打损伤。

**【用法与用量】** 外用。红肿，烦热，疼痛，用清茶调敷；漫肿无头，用醋或葱酒调敷；亦可用植物油或蜂蜜调敷，一日数次。

**【注意事项】**

1．该药品为外用药，不可内服。

2．疮疡阴证者不宜用。

3．用毕洗手，切勿接触眼睛、口腔等黏膜处。皮肤破溃处禁用。

4．忌食辛辣、油腻食物及海鲜等发物。

5．该药品不宜长期或大面积使用，用药后局部出现皮疹等过敏表现者应停用。

6．对该药品过敏者禁用，过敏体质者慎用。

7. 孕妇慎用。

**【规格】** 每袋装 9g。

**【贮藏】** 密封。

**【药理毒理】** 本品有抗菌、抗炎、镇痛等作用。

· **抗菌** 体外试验，本品对溶血性链球菌、金黄色葡萄球菌、铜绿假单胞菌和大肠杆菌有抑制作用[1-4]。对金黄色葡萄球菌感染大鼠局部创面形成的溃疡，本品外敷能提高脓性分泌物和血清中溶菌酶的含量[4-5]。

· **抗炎** 外敷本品可抑制大鼠炎性肉芽囊增生，减少炎症范围及肉芽囊炎症灶的坏死面积，减少炎性渗出液，保护血管内皮细胞，减轻血管壁的通透性[2]，还能抑制足肿胀[6]，促进醋酸致大鼠肛周溃疡的愈合[6]。

· **镇痛** 本品可提高小鼠热板法的痛阈值[7]。

**【临床应用】** 文献报道，如意金黄散可引起过敏性皮疹[8]。

**【参考文献】**

[1] 冯家兴，杨立珍. 金黄散抑菌作用的初步观察[J]. 贵阳医学院学报，1987，12（1）：93.

[2] 周聪和，谭新华，李彪. 金黄散外用抗感染实验研究[J]. 辽宁中医杂志，1989，13（12）：35.

[3] 赵洪武，朱起桃，陈林娜，等. 如意金黄散提取液体外抗菌作用研究[J]. 时珍国药研究，1991，2（1）：12.

[4] 吴献群，刘小平. 如意金黄散的临床及实验研究[J]. 时珍国医国药，1998，9（6）：573.

[5] 王喜云，周永慧，严春海. 金黄膏治疗疮疡的实验研究——对溶菌酶含量的影响[J]. 中药药理与临床，1987，4（4）：22.

[6] 周艳，傅永锦，潘竞锵，等．金黄散的药效学研究 [J]．中国新医药，2003，2（8）：4.

[7] 刘云，何光星，齐尚斌，等．金黄散和新金黄散药理比较研究 [J]．中成药，1992，15（7）：25.

[8] 贾秀荣，董全达．如意金黄散外敷引起过敏反应1例 [J]．中医外治杂志，1995，（1）：44.

## 拔毒膏

【处方】金银花、连翘、大黄、栀子、黄柏、赤芍、川芎、木鳖子、蓖麻子、蜈蚣、红粉、轻粉等26味。

【功能与主治】清热解毒，活血消肿。多用于热毒瘀滞肌肤所致的疮疡，症见肌肤红、肿、热、痛，或已成脓。

【用法与用量】外用。加热软化，贴于患处，隔日换药1次，溃脓时每日换药1次。

【注意事项】

1．肿疡未成脓者不宜用。

2．孕妇慎用。

3．不可内服。

4．不可久用。

5．若用药后出现皮肤过敏反应需及时停用。

6．忌食辛辣、油腻食物及海鲜等发物。

【规格】每张净重0.5g。

【贮藏】密封。

## 伤疖膏

【处方】黄芩、连翘、生天南星、白芷、冰片、薄荷脑、水杨酸甲酯。

**【功能与主治】**清热解毒，消肿止痛。用于热毒蕴结肌肤所致的疮疡，症见红、肿、热、痛、未溃破，亦用于乳腺炎、静脉炎及其他皮肤损伤。

**【用法与用量】**外用。贴于患处，每日更换 1 次。

**【注意事项】**

1．孕妇慎用。

2．不可内服。

3．肿疡阴证者不宜用。

4．皮肤过敏者慎用。

5．忌食辛辣、油腻食物及海鲜等发物。

**【规格】**（1）5cm×6.5cm，（2）5cm×7cm，（3）7cm×10cm。

**【贮藏】**密封。

## 龙珠软膏

**【处方】**人工麝香、人工牛黄、珍珠、琥珀、硼砂、冰片、炉甘石。

**【功能与主治】**清热解毒，消肿止痛，祛腐生肌。用于热毒蕴结所至的疖、痈及轻度烫伤。

**【用法与用量】**外用。取适量膏药涂抹患处或摊于纱布上贴患处，一日 1 次，溃前涂药宜厚，溃后涂药宜薄。

**【禁忌】**孕妇禁用。

**【注意事项】**

1．不可内服。

2．不可久服。

3．疮疡阴证者不宜用。

4. 溃疡脓腐未清者慎用。

5. 若用药后出现皮肤过敏反应需及时停用。

6. 忌食辛辣、油腻食物及海鲜等发物。

【规格】每支装（1）10g，（2）20g。

【贮藏】密封。

【药理毒理】本品有促进皮肤溃疡愈合、抗烧伤作用。

·**促进皮肤溃疡愈合**　本品外用对家兔皮肤溃疡模型，具有抗感染、促进伤口愈合、消肿止痛等作用[1]。

·**抗实验性烧伤、烫伤**　本品外用可治疗Ⅲ度烧伤伴金黄色葡萄球菌感染小鼠和Ⅲ度烫伤后伴绿脓杆菌感染大鼠，使平均生毛时间减少，生存率提高，焦痂下细菌数减少[2]。

【参考文献】

[1] 艾蕙兰，黄一宪，周银珍. 珍珠粉、龙珠软膏合用治疗褥疮[J]. 湖北中医杂志，2000，22（10）：38.

[2] 曾凡波，崔小瑞，周漠炯. 龙珠软膏治疗烧伤、烫伤的药效学研究[J]. 中国中医药科技，2001，8（4）：240.

## 复方黄柏液

【处方】连翘、黄柏、金银花、蒲公英、蜈蚣。

【功能与主治】清热解毒，消肿祛腐。用于疮疡溃后，伤口感染，属阳证者。

【用法与用量】外用。浸泡纱布条外敷于感染伤口内，或破溃的脓肿内。若溃疡较深，可用直径 0.5 ~ 1.0cm 的无菌胶管，插入溃疡深部，以注射器抽取本品进行冲洗。用量一般 10 ~ 20ml，一日 1 次；或遵医嘱。

**【注意事项】**

1．使用本品前应注意按常规换药法清洁或清创病灶。

2．开瓶后不宜久存。

3．孕妇慎用。

4．忌食辛辣、油腻食物及海鲜等发物。

**【规格】**每瓶装（1）20ml，（2）100ml。

**【贮藏】**密封，置阴凉处。

**【药理毒理】**本品有促进伤口愈合、抗炎及抗滴虫作用。

·**促进伤口愈合**　本品局部用药可减少背部伤口疮疡模型兔伤口红肿面积及分泌物[1-4]。

·**抗炎**　本品滴鼻，对急性鼻炎模型豚鼠，可减少黏性分泌物量及上皮细胞的破坏[5]。

·**抗滴虫**　本品体外对阴道毛滴虫有抑制作用[6]。

**【参考文献】**

[1] 钟京秀，蒋庆铃．复方黄柏液治疗宫颈糜烂320例临床观察 [J]．华北煤炭医学院学报，2003，5（4）：493．

[2] 丁明利．复方黄柏液治疗溃疡期褥疮 [J]．河南中医，2000，20（6）：65．

[3] 李元红．复方黄柏液皮肤科新用 [J]．中国中医急症，2006，15（6）：672．

[4] 郭鸣放，宋建徽，谢彦华，等．复方黄柏液促进伤口愈合的实验研究 [J]．河北医科大学学报，2001，22（1）：11．

[5] 赵邻兰，黄晓红，姚志道，等．复方黄柏液对豚鼠鼻黏膜作用的初步试验 [J]．中国中西医结合耳鼻咽喉科杂志，1997，5（1）：10．

[6] 张秀昌，赵志刚．复方黄柏液体外杀灭阴道毛滴虫的效果观察 [J]．河北中医，2002，24（9）：720．

## 附二

### 治疗乳腺炎的常用中成药简表

| 证型 | 药物名称 | 功能 | 主治病证 | 用法用量 | 备注 |
|---|---|---|---|---|---|
| 气滞热壅证 | 加味逍遥丸（口服液、合剂） | 疏肝清热，健脾养血。 | 用于肝郁血虚，肝脾不和，两胁胀痛，头晕目眩，倦怠食少，月经不调，脐腹胀痛。更年期综合征见上述证候者。 | 丸剂：口服。一次6g，一日2次。口服液：口服。一次10ml，一日2次。合剂：口服。一次10ml，一日2次。 | 丸剂：药典，医保 口服液：药典 |
| | 逍遥丸（颗粒） | 疏肝健脾，养血调经。 | 用于肝郁脾虚所致的胸闷不舒，胸胁胀痛，头晕目眩，食欲减退，月经不调。 | 丸剂：口服。水丸一次6～9g，一日1～2次；大蜜丸一次1丸，一日2次。颗粒剂：开水冲服。一次1袋，一日2次。 | 药典，基药 |
| 热毒壅盛证 | 复方南板蓝根片（颗粒） | 清热解毒，消肿止痛。 | 用于腮腺炎，咽炎，乳腺炎，疮疖肿痛属热毒内盛证者。 | 片剂：口服。一次3片，一日3次。颗粒剂：开水冲服。一次10g，一日3次。 | 药典 |
| | 穿心莲胶囊（片） | 清热解毒，凉血消肿。 | 用于邪毒内盛，感冒发热，咽喉肿痛，口舌生疮，顿咳劳嗽，泄泻痢疾，热淋涩痛，痈肿疮疡，湿疹，毒蛇咬伤。 | 胶囊：口服。一次2～3粒，一日3～4次。片剂：口服。一次2片，一日3次。 | 片剂：药典，医保 |
| | 清热散结胶囊（片） | 消炎解毒，散结止痛。 | 用于急性结膜炎，急性咽喉炎，急性扁桃体炎，急性肠炎，急性菌痢，上呼吸道炎，急性支气管炎，淋巴结炎，疮疖疼痛，中耳炎，皮炎湿疹。 | 胶囊：口服。一次5～8粒，一日3次。片剂：口服。一次5～8片，一日3次。 | 医保 |

| 证型 | 药物名称 | 功能 | 主治病证 | 用法用量 | 备注 |
|---|---|---|---|---|---|
| 热毒壅盛证 | 夏枯草膏（胶囊、口服液） | 清火，散结，消肿 | 用于火热内蕴所致的头痛、眩晕、瘰疬、瘿瘤、乳痈肿痛，甲状腺肿大、淋巴结核、乳腺增生病见上述证候者。 | 膏剂：口服。一次9g，一日2次。胶囊：口服。一次2粒，一日2次。口服液：口服。一次10ml，一日2次。 | 膏剂：药典 |
| | 蒲地蓝消炎片（口服液） | 清热解毒，抗炎消肿 | 用于疖肿，腮腺炎，咽炎，淋巴腺炎，扁桃体炎等。 | 片剂：口服。一次5～8片，一日4次；小儿酌减。口服液：口服。一次10ml，一日2次。 | |
| | 丹参酮胶囊 | 抗菌消炎 | 用于痤疮，扁桃体炎，外耳道炎、疖、痈、外伤感染、烧伤感染，乳腺炎，蜂窝组织炎，骨髓炎等。 | 口服。一次4粒，一日3～4次；小儿酌减。 | 医保 |
| | 西黄丸（胶囊） | 清热解毒，消肿散结。 | 用于热毒壅结所致的痈疽疔毒、瘰疬，流注、癌肿等。 | 丸剂：口服。一次3g，一日2次。胶囊：口服。一次4粒，一日2次；或遵医嘱。 | 丸剂：药典，医保 胶囊：医保 |
| | 连翘败毒丸（片、膏） | 清热解毒，消肿止痛。 | 用于疮疖溃烂，灼热发烧，流脓流水，丹毒疱疹，疥癣痛痒。 | 丸剂：口服。一次9g，一日1次。片剂：口服。一次4片，一日2次。膏剂：口服。一次15g，一日2次。 | 丸剂：药典，基药，医保 片剂：基药，医保 膏剂：基药，医保 |
| | 活血解毒丸 | 解毒消肿，活血止痛。 | 用于肺腑毒热，气血凝结引起的痈毒初起，乳痈乳炎，红肿高大，坚硬疼痛，结核，疔毒恶疮，无名肿毒。 | 温黄酒或温开水送服。一次3g，一日2次。 | 药典，医保 |
| | 活血消炎丸 | 活血解毒，消肿止痛。 | 用于毒热结于脏腑经络引起的痈疽、乳痛，症见局部红肿热痛，有结块。 | 温黄酒或温开水送服。一次3g，一日2次。 | 药典 |

续表

| 证型 | 药物名称 | 功能 | 主治病证 | 用法用量 | 备注 |
|------|---------|------|---------|---------|------|
| 热毒壅盛证 | 醒消丸 | 活血消肿,止痛。 | 用于痈疽肿毒,坚硬疼痛。 | 用黄酒或温开水送服。一次1.5~3g,一日2次。 | 药典 |
| | 新癀片 | 清热解毒,活血化瘀,消肿止痛。 | 用于热毒瘀血所致的咽喉肿痛,牙痛,痹痛,胁痛,黄疸,无名肿毒等症。 | 口服,一次2~4片,一日3次;小儿酌减。外用,用冷开水调化,敷患处。 | 药典,医保 |
| | 牛黄化毒片 | 解毒消肿,散结止痛。 | 用于疮疡,乳痈,红肿疼痛。 | 口服。一次8片,一日3次;小儿酌减。 | 医保 |
| | 牛黄醒消丸 | 清热解毒,消肿止痛。 | 用于痈疽发背,瘰疬流注,乳痈乳岩,无名肿毒。 | 用温黄酒或温开水送服。一次3g,一日1~2次;患在上部,临睡前服;患在下部,空腹时服。 | 药典,医保 |
| | 乳癖消胶囊(片、颗粒) | 软坚散结,活血消痈,清热解毒。 | 用于痰热互结所致的乳癖、乳痈,症见乳房结节、数目不等、大小形态不一、质地柔软,或产后乳房结块、红热疼痛;乳腺增生病,乳腺炎早期见上述证候者。 | 胶囊:口服。一次5~6粒,一日3次。片剂:口服。小片一次5~6片,大片一次3片,一日3次。颗粒剂:口服。一次8g,一日3次。 | 药典,基药 |
| 正虚邪恋证 | 参苓白术丸(胶囊、颗粒、口服液) | 补脾胃,益肺气。 | 用于脾胃虚弱,食少便溏,气短咳嗽,肢倦乏力。 | 丸剂:口服。一次6g,一日3次。胶囊:口服。一次3粒,一日3次。颗粒剂:口服。一次3g,一日3次。口服液:口服。一次10ml,一日3次;或遵医嘱。 | 丸剂:基药,医保 胶囊:基药,医保 |

| 证型 | 药物名称 | 功 能 | 主治病证 | 用法用量 | 备注 |
|------|---------|-------|---------|---------|------|
| 外治法 | 生肌玉红膏 | 解毒，祛腐，生肌。 | 用于热毒壅盛所致的疮疡，症见创面色鲜、脓腐将尽或久不收口；亦用于乳痈。 | 外用。创面清洁后外涂本膏，一日1次。 | 药典，医保 |
| | 如意金黄散 | 清热解毒，消肿止痛。 | 用于热毒瘀滞肌肤所致疮疡肿痛、丹毒流注，症见肌肤红、肿、热、痛，亦可用于跌打损伤。 | 外用。红肿，烦热，疼痛，用清茶调敷；漫肿无头，用醋或葱酒调敷；亦可用植物油或蜂蜜调敷，一日数次。 | 药典，基药，医保 |
| | 拔毒膏 | 清热解毒，活血消肿。 | 多用于热毒瘀滞肌肤所致的疮疡，症见肌肤红、肿、热、痛，或已成脓。 | 外用。加热软化，贴于患处，隔日换药1次，溃脓时每日换药1次。 | 药典，医保 |
| | 伤疖膏 | 清热解毒，消肿止痛。 | 用于热毒蕴结肌肤所致的疮疡，症见红、肿、热、痛、未溃破，亦用于乳腺炎、静脉炎及其他皮肤损伤。 | 外用。贴于患处，每日更换1次。 | 药典 |
| | 龙珠软膏 | 清热解毒，消肿止痛，祛腐生肌。 | 用于热毒蕴结所致的疖、痈及轻度烫伤。 | 外用。取适量膏药涂抹患处或摊于纱布上贴患处，一日1次，溃前涂药宜厚，溃后涂药宜薄。 | 药典，医保 |
| | 复方黄柏液 | 清热解毒，消肿祛腐。 | 用于疮疡溃后，伤口感染，属阳证者。 | 外用。浸泡纱布条外敷于感染伤口内，或破溃的脓肿内。若溃疡较深，可用直径0.5～1.0cm的无菌胶管，插入溃疡深部，以注射器抽取本品进行冲洗。用量一般10～20ml，一日1次；或遵医嘱。 | 药典 |

# 痔　疮

　　痔疮是肛门直肠底部及肛门黏膜的静脉丛发生曲张而形成的一个或多个柔软的静脉团的一种慢性疾病，是最常见的肛肠疾病。任何年龄都可发病，但随年龄增长，发病率增高。

　　痔疮分为内痔、外痔和混合痔三种类型。（1）内痔的主要临床表现是出血和脱出，无痛性间歇性便后出鲜血是内痔的常见症状，未发生血栓、嵌顿、感染时内痔无疼痛，部分患者可伴发排便困难，内痔的好发部位为截石位3、7、11点。内痔的常见症状为出血、脱垂、肿胀、疼痛，分为4度：Ⅰ度：便时带血、滴血，便后出血可自行停止；无痔脱出。Ⅱ度：常有便血；排便时有痔脱出，便后可自行还纳。Ⅲ度：可有便血；排便或久站及咳嗽、劳累、负重时有痔脱出，需用手还纳。Ⅳ度：可有便血；痔持续脱出或还纳后易脱出。（2）外痔平时无特殊症状，主要临床表现是肛门不适，潮湿不洁，偶有瘙痒。发生血栓及炎症可有肿胀、疼痛。（3）混合痔主要表现为内痔和外痔的症状同时存在。

　　痔疮的诊断主要靠肛门直肠检查。首先做肛门视诊，内痔除Ⅰ度外，其它3度都可在肛门视诊下见到。对有脱垂者，最好在蹲位排便后立即观察，可清晰见到痔块大小、数目及部位。直肠肛诊虽对痔的诊断意义不大，但可了解直肠内有无其它病变。最后做肛门镜检查，不仅可见到痔块情况，还可观察到直肠黏膜有无充血、水肿、溃疡、肿块等。血栓性外痔表现为肛周暗紫色长条圆形肿物，表皮水肿、质硬、压痛明显。治疗以保守治疗为主，无症状者无需治疗。主要治疗方法有一般治疗、注射治疗、红外线凝固疗法、胶圈套扎疗法、手术疗法等。

中医称本病为"痔"，是由于血液淤积、筋脉交错、结滞不散而引发的肛门直肠疾病。

## 一、中医病因病机分析及常见证型

痔的发生，主要是由于先天静脉壁薄弱，兼因饮食不节，过食辛辣醇酒厚味，燥热内生，下迫大肠，以及久坐久蹲，负重远行，便秘努责，妇女生育过多，腹腔癥瘕，致血行不畅，热与血相搏，气血纵横，筋脉交错，结滞不散而成。主要分型有风伤肠络证、湿热下注证、气滞血瘀证、脾虚气陷证等。

## 二、辨证选择中成药

### （一）内治法

#### 1. 风伤肠络证

【临床表现】大便带血，出血急迫，颜色鲜红，可伴有便秘，口干等。

【辨证要点】大便带血，滴血或喷射而出，血色鲜红；或伴口干，大便秘结；舌红，苔黄，脉数。

【病机简析】风热下迫，灼伤肠络，或热积肠道，耗伤津液，以致便结，擦伤痔核血络，热迫血妄行，则见便血，血色鲜红；

风性善行，则下血或呈喷射状；口渴、便结、舌红苔黄、脉数皆为热邪内盛之象。

**【治法】**清热凉血祛风。

**【辨证选药】**可选用地榆槐角丸、槐角丸、痔特佳片、痔康片、痔血丸、消痔丸、痔疮胶囊（片）。

此类中成药由地榆、槐角、大黄、黄芩、地黄、当归等药物组成，可发挥清热祛风，凉血止血的作用。

### 2. 湿热下注证

**【临床表现】**便血量多，色鲜红，肛门坠胀不适，伴有灼热感；或有肿物自肛门内脱出，可自行回纳。

**【辨证要点】**便血色鲜，量较多，肛内肿物外脱，可自行回纳，肛门灼热，重坠不适；苔黄腻，脉弦数。

**【病机简析】**湿热下迫大肠，迫血妄行，则大便下血；湿热蕴结，经络阻塞，气血瘀滞，则痔核肿物脱出；湿性重浊，则肿胀疼痛；热胜肉腐，则糜烂坏死；口干欲饮、口苦、小便黄、苔黄腻、脉濡数为湿热之象。

**【治法】**清热利湿止血。

**【辨证选药】**可选用六味消痔片、痔宁片、痔特佳片、痔血丸。

此类中成药由白芍、侧柏叶、刺猬皮、当归、地黄、地榆、甘草、槐米、黄芩、荆芥、乌梅、枳壳等药物组成，可发挥清热利湿，凉血止血的作用。

### 3. 气滞血瘀证

**【临床表现】**肛门坠胀疼痛，有肿物脱出，甚至有血栓形成，肛缘肿胀，触之疼痛加剧。

**【辨证要点】**肛内肿物脱出，甚或嵌顿，肛管紧缩，坠胀疼痛，甚则内有血栓形成，肛缘水肿，触痛明显；舌质红，苔白，脉弦细涩。

**【病机简析】**气机不畅导致气滞，"气为血之帅"，气滞则血行不畅，则肛门肿物形成；血行不畅易形成瘀血，血瘀进一步加重气滞，最终导致血栓形成，则坠胀疼痛，触痛明显，甚至发生嵌顿；舌质红，苔白，脉弦细涩为气滞血瘀之象。

**【治法】**清热利湿，行气活血。

**【辨证选药】**可选用痔特佳片、痔血丸、消痔丸、痔炎消胶囊（颗粒）。

此类中成药由地榆炭、黄芩、当归、枳壳（炒）、大黄、胡黄连、乳香、桃仁、地榆、雄黄、当归、芒硝、没药（制）等药物组成，可发挥清热利湿，行气活血的作用。

**4. 脾虚气陷证**

**【临床表现】**肛门松弛，内痔脱出不能自行回纳，需用手还纳；便血色鲜或淡；伴头晕、气短、面色少华、神疲自汗、纳少、便溏等；舌淡，苔薄白，脉细弱。

**【辨证要点】**肛门松弛，内痔脱出不能自行回纳，需用手还纳。便血色鲜或淡，伴头晕、气短、面色少华、神疲自汗、纳少、便溏等；舌淡，苔薄白，脉细弱。

**【病机简析】**身体素弱，脾虚气亏，不能统血，血不循经而溢于脉外，则大便带血；脾虚下陷，则肛门坠胀，痔核脱出肛外；脾虚运化失常，则纳少便溏；脾虚则气血无以荣养肌肤，故见神疲乏力，面色少华；舌淡、苔白、脉弱为脾气亏虚之象。

**【治法】**健脾益气，升阳举陷。

**【辨证选药】**可选用消痔丸、痔疮胶囊（片）。

此类中成药由黄芪、甘草（炙）、人参、当归、橘皮、升麻、柴胡、白术、地榆（炒炭）等药物组成，可发挥健脾益气，升阳举陷的作用。

### （二）外治法

痔疮的治疗应内治法与外治法相结合，综合治疗。外治可选用九华膏、马应龙麝香痔疮膏、化痔栓、参蛇花痔疮膏、九华痔疮栓、消痔软膏、消痔灵注射液、麝香痔疮栓、肛安栓、肛泰软膏（栓）、普济痔疮栓、痔疮栓、京万红痔疮膏，赛霉安乳膏、赛霉安散等。

此类外用药多由地黄、地榆、大黄、黄芩、苦参、黄柏、熊胆粉、冰片、人工麝香等组成，有良好的清热凉血，化瘀止血，消肿止痛作用。

## 三、用药注意

临床选药必须以辨证论治的思想为指导，针对不同证型，选择与其相对证的药物，才能收到较为满意的疗效。痔疮的发病，与饮食不节，过食辛辣、醇酒、厚味以及久坐久蹲，负重远行，便秘努责等不良生活习惯有很大关系，因此在治疗过程中改正上述不良习惯，保持大便通畅，有利于本病的恢复。另外，本病由于病变部位的特点，外用药的优势比较明显，临床上常以外用药为主，配合相应的内服药，能取得满意效果。对于出血严重及Ⅲ度以上的内痔，应该及早进行手术治疗。

# 附一

## 常用治疗痔疮的中成药药品介绍

### （一）风伤肠络证常用中成药品种

#### 地榆槐角丸

**【处方】** 地榆（炭）、槐角（蜜炙）、槐花（炒）、大黄、黄芩、地黄、当归、赤芍、红花、防风、荆芥穗、枳壳（麸炒）。

**【功能与主治】** 疏风润燥，凉血泻热。用于脏腑实热，大肠火盛所致的肠风便血，痔疮肛瘘，湿热便秘，肛门肿痛。

**【用法与用量】** 口服。大蜜丸一次1丸，水蜜丸一次5g，一日2次。

**【禁忌】** 孕妇忌服。

**【注意事项】**

1．脾胃虚寒者慎用。

2．忌烟酒，忌食辛辣、油腻等食物及海鲜等发物。

**【规格】**（1）大蜜丸，每丸重9g；（2）水蜜丸，每100丸重10g。

**【贮藏】** 密闭，防潮。

#### 槐角丸

**【处方】** 槐角（炒）、地榆炭、黄芩、炒枳壳、当归、防风。

**【功能主治】** 清肠疏风，凉血止血。用于血热所致的肠风便血，痔疮肿痛。

**【用法与用量】**口服。水蜜丸一次 6g，小蜜丸一次 9g，大蜜丸一次 1 丸，一日 2 次。

**【注意事项】**

1．虚寒性便血者慎用。

2．忌食辛辣、油腻食物。

3．本药苦寒，易伤正气，体弱年迈者慎用。

4．若痔疮便血，肿痛严重和便血呈喷射状者，应立即采取综合急救措施。

**【规格】**大蜜丸，每丸重 9g。

**【贮藏】**密闭，防潮。

## 痔特佳片

**【处方】**地榆炭、黄芩、槐角（炒）、当归、枳壳（炒）、防风、鞣质、阿胶。

**【功能与主治】**清热凉血，收敛止血，祛风消肿。用于血热风盛，湿热下注所致的Ⅰ、Ⅱ期内痔，血栓性外痔，肛窦炎，直肠炎，对其它痔疮有缓解作用。

**【用法与用量】**口服。一次 2～4 片，一日 2 次。

**【禁忌】**孕妇禁用。

**【注意事项】**

1．脾胃虚寒者慎用。

2．忌烟酒，忌食辛辣、油腻食物及海鲜等发物。

**【规格】**每片重 0.4g。

**【贮藏】**密闭，防潮。

# 痔康片

**【处方】** 金银花、槐花、地榆、黄芩、大黄，辅料为淀粉、滑石粉、硬脂酸镁。

**【功效与主治】** 清热凉血，泻热通便。用于热毒风盛或湿热下注所致的便血、肛门肿痛、有下坠感，Ⅰ、Ⅱ度内痔见上述证候者。

**【用法与用量】** 口服。一次3片，一日3次，7天为一疗程；或遵医嘱。

**【禁忌】** 孕妇禁用。

**【注意事项】**

1. 脾胃虚寒者慎用。

2. 忌烟酒，忌食辛辣、油腻食物及海鲜等发物。

3. 本品不宜用于门静脉高压症，习惯性便秘导致的内痔需配合原发病的治疗。

**【规格】** 每片重0.3g。

**【贮藏】** 密封。

**【药理毒理】** 本品有抗炎、镇痛、止血及改善微循环作用。

· **抗炎** 本品可减轻二甲苯致小鼠耳肿胀及蛋清致大鼠足肿胀程度，抑制醋酸引起的小鼠腹腔毛细血管通透性增加[1-2]。

· **镇痛** 本品可延长热板法引起的小鼠局部疼痛反应的潜伏期，减少醋酸引起的小鼠扭体反应次数，对热辐射引起的小鼠甩尾反应也有抑制作用[1-2]。

· **止血** 本品能缩短大鼠的凝血时间，增加纤维蛋白原含量，促进大鼠体外血栓形成，增加血栓湿重和干重[1-2]。

·**改善微循环**　本品溶液作用于致炎后的蟾蜍舌黏膜或肠系膜，均可使微循环的微动、静脉紧张性增高，血流加快，使塌陷的微血管恢复充盈[1-2]。

·**毒理**　急性毒理实验表明，本品小鼠灌胃的最大耐受量为200g/kg[1-2]。

**【参考文献】**

[1] 陈奇，肖斗，兰青山，等．痔康片的药理及临床 [J]．中国实验方剂学杂志，1997，3：6.

[2] 熊腊根．痔康片的药理学与临床研究 [J]．中国肛肠病杂志，2001，21（22）：9.

## 痔血丸

**【处方】**大黄、象牙屑、胡黄连、乳香（制）、桃仁、刺猬皮（制）、地榆（炭）、雄黄、穿山甲（醋制）、当归、荆芥穗、郁李仁、槐花（炒）、石决明、芒硝、没药（制）、滑石。

**【功能与主治】**消肿解毒，通便止血。用于内痔出血，外痔肿痛，亦用于痔疮湿热下注证。

**【用法与用量】**口服。一次１丸，一日２次。

**【禁忌】**孕妇忌服。

**【注意事项】**忌食辣物。

**【规格】**每丸重 9g。

**【贮藏】**密封。

## 消痔丸

**【处方】**地榆（炒炭）、丹皮、三颗针皮（炒炭）、大黄（酒炒）、黄芪、白及、槐角（蜜炙）、防己、白术（炒）、当归（酒

炒 )、火麻仁（炒黄）、动物大肠。

**【功能与主治】** 消肿生肌，清热润便，补气固脱，止血止痛。用于痔疾肿痛，便秘出血，脱肛不收以及肠风下血，积滞不化等症。

**【用法与用量】** 口服。一次 1 丸，一日 3 次；小儿酌减。

**【注意事项】** 孕妇慎用。

**【规格】** 每丸重 9g。

**【贮藏】** 密闭，防潮。

## 痔疮胶囊（片）

**【处方】** 大黄、蒺藜、功劳木、白芷、冰片、猪胆汁。

**【功能与主治】** 清热解毒，凉血止痛，祛风消肿。用于各种痔疮，肛裂，大便秘结。

**【用法与用量】**

胶囊：口服。一次 4 ~ 5 粒，一日 3 次。

片剂：口服。一次 4 ~ 5 片，一日 3 次。

**【禁忌】** 孕妇忌服。

**【注意事项】**

1．忌烟酒，忌食辛辣、油腻及刺激性食物。

2．用药期间不宜同时服用温热性药物。

3．经期及哺乳期妇女慎用，儿童及年老体弱者应在医师指导下服用。

4．有高血压、心脏病、肝病、糖尿病、肾病等慢性病严重者均应在医师指导下服用。

5．脾虚大便溏者慎用。

6．内痔出血过多或原因不明的便血应去医院就诊。

7．严格按照用法用量服用，服药3天症状无缓解，应去医院就诊。本品不宜长期服用。

8．对本品过敏者禁用，过敏体质者慎用。

9．药品性状发生改变时禁止服用。

10.儿童必须在成人监护下使用。

**【规格】**

胶囊：每粒装（1）0.3g，（2）0.4g，（3）0.5g。

片剂：（1）薄膜衣片，每片重0.3g；（2）糖衣片，片芯重0.3g。

**【贮藏】**密封。

### （二）湿热下注证常用中成药品种

## 六味消痔片

**【处方】**薯茛、槐角、决明子、牡蛎（煅）、人参、山豆根。

**【功能与主治】**清热消肿，收敛止血。用于湿热瘀阻型Ⅰ、Ⅱ度内痔，症见痔核脱垂、水肿糜烂、滴血射血、肛门坠胀。

**【用法与用量】**口服。一次6片，一日3次；或遵医嘱。

**【禁忌】**孕妇禁服。

**【注意事项】**忌食辛辣、油腻食物及海鲜等发物。

**【规格】**每素片重0.3g。

**【贮藏】**密封。

## 痔宁片

**【处方】**白芍、侧柏叶、刺猬皮、当归、地黄、地榆、甘草、槐米、黄芩、荆芥、乌梅、枳壳。

**【功能与主治】** 清热凉血，润燥疏风。用于实热内结或湿热瘀滞所致痔疮出血，肿痛。

**【用法与用量】** 口服。一次3～4片，一日3次。

**【注意事项】**

1．孕妇慎服。

2．肠胃虚寒者慎用。

3．忌食辛辣、油腻食物及海鲜等发物。

**【规格】** 每片重0.48g。

**【贮藏】** 密封。

### 痔特佳片

见本病"风伤肠络证常用中成药品种"。

### 痔血丸

见本病"风伤肠络证常用中成药品种"。

### （三）气滞血瘀证常用中成药品种

### 痔特佳片

见本病"风伤肠络证常用中成药品种"。

### 痔血丸

见本病"风伤肠络证常用中成药品种"。

## 消痔丸

见本病"风伤肠络证常用中成药品种"。

## 痔炎消胶囊（颗粒）

【处方】地榆、槐花、山银花、茵陈、紫珠叶、三七、火麻仁、枳壳、白茅根、白芍。

【功能与主治】清热解毒，润肠通便，止血，止痛，消肿。用于血热毒盛所致的痔疮肿痛，肛裂疼痛，痔疮手术后大便困难、便血，及老年人便秘。

【用法与用量】

胶囊：口服。一次3～6粒，一日3次。

颗粒剂：口服。一次10～20g或一次3～6g（无蔗糖），一日3次。

【注意事项】

1．孕妇慎服。

2．胃肠虚弱者慎用。

3．忌烟酒，忌食辛辣、油腻及刺激性食物。

4．用药期间不宜同时服用温热性药物。

5．有高血压、心脏病、肝病、糖尿病、肾病等慢性病严重者均应在医师指导下服用。

6．内痔出血过多或原因不明的便血应去医院就诊。

7．对该药品过敏者禁用，过敏体质者慎用。

【规格】

胶囊：每粒装0.4g。

颗粒剂：每袋装（1）10g，（2）3g（无蔗糖）。

**【贮藏】**密封。

**【药理毒理】**本品有润肠通便、止血、抗炎、镇痛等作用。

·**润肠通便、止血**　本品可促进失水便秘模型小鼠小肠炭末推进率，缩短出血时间和凝血时间[1]。

·**抗炎、镇痛**　本品可减少醋酸致小鼠腹腔毛细血管通透性增加时伊文思蓝的渗出量；减轻二甲苯致小鼠耳肿胀；减轻棉球肉芽肿重量；延长醋酸致痛小鼠扭体反应潜伏期，减少扭转次数；提高热致痛小鼠的痛阈值[2]。

**【参考文献】**

[1] 谭永恒，许晓峰，廖雪珍，等.痔炎消颗粒润肠通便和止血作用的药效学研究 [J].安徽医药，2007，11（4）：295.

[2] 谭永恒，叶木荣，廖雪珍，等.痔炎消颗粒抗炎镇痛作用研究 [J].中国实验方剂学杂志，2008，10（14）：53.

### （四）脾虚气陷证常用中成药品种

### 消痔丸

见本病"风伤肠络证常用中成药品种"。

### 痔疮胶囊（片）

见本病"风伤肠络证常用中成药品种"。

## （五）外治法常用中成药品种

# 九华膏

**【处方】** 滑石粉、硼砂、川贝母、龙骨、冰片、银朱。

**【功能与主治】** 消肿，止痛，生肌，收口。适用于发炎肿痛的外痔、内痔嵌顿，直肠炎、肛窦炎及内痔术后（压缩法、结扎法、枯痔法等）。

**【用法与用量】** 外用。每日早晚或大便后敷用或注入肛门内。

**【注意事项】**

1．孕妇慎用。

2．不宜长期使用。

3．不可内服。

4．若用药后出现皮肤过敏反应需及时停用。

5．忌食辛辣、油腻食物及海鲜等发物。

**【规格】** 每支装10g。

**【贮藏】** 密闭，在阴凉处保存。

**【药理毒理】** 本品有抑菌和促进创面愈合作用。

·**抑菌**　本品浸出液体体外对金黄色葡萄球菌、大肠杆菌、铜绿假单胞菌、乙型链球菌等有抑制作用[1]。本品外用可使皮肤擦伤或皮肤撕脱伤、软组织挫裂伤、开放性骨折合并感染、烧伤、火器伤患者外伤感染创面金黄色葡萄球菌、大肠埃希菌、绿脓杆菌等细菌株数减少[2]。

·**促进创面愈合**　对背部皮肤剪口接种葡萄球菌致溃疡家兔，本品外敷能促进其溃疡创面的愈合[1]。

**【参考文献】**

[1] 黄慧勇，李璐丹．九华膏（粉）的初步实验研究 [J]．中国肛肠病杂志，1994，（1）：5．

[2] 孙绍文，田心义，陈江．九华膏治疗外伤性创面感染临床研究 [J]．中医正骨，2006，18（9）：24-25．

## 马应龙麝香痔疮膏

**【处方】** 人工麝香、人工牛黄、珍珠、煅炉甘石、硼砂、冰片、琥珀。

**【功能与主治】** 清热燥湿，活血消肿，祛腐生肌。用于湿热瘀阻所致的各类痔疮、肛裂，症见大便出血，或疼痛、有下坠感；亦用于肛周湿疹。

**【用法与用量】** 外用，涂擦患处。

**【注意事项】**

1．孕妇慎用。

2．本品不可内服。

3．用药后如出现皮肤过敏反应或月经不调者需及时停用。

4．忌食辛辣、油腻食物及海鲜等发物。

**【规格】** 每支装 10g。

**【贮藏】** 密封。

## 化痔栓

**【处方】** 苦参、黄柏、洋金花、冰片、次没食子酸铋。

**【功能与主治】** 止血，止痛，消炎，解毒，收敛。用于内外痔疮，混合痔疮。

**【用法与用量】** 肛门用药。将药栓单个撕开，再从塑料片分离处撕开取出药栓，患者取侧卧位，置入肛门 2 ~ 2.5cm 深处，一次 1 粒，一日 1 ~ 2 次。

**【禁忌】** 儿童、孕妇及哺乳期妇女禁用。

**【注意事项】**

1．肠胃虚寒腹泻者慎用。

2．用药后未能控制便血者，应及时就诊。血栓外痔较大者，应考虑手术治疗。

3．本品为外用栓剂，不要误服。

4．忌食辛辣、油腻食物及海鲜等发物。

**【规格】** 每粒重（1）1.4g，（2）1.7g。

**【贮藏】** 遮光，密闭，在 30℃以下保存。

## 参蛇花痔疮膏

**【成分】** 苦参、蛇床子、黄柏、金银花、五倍子、白矾、炉甘石等。

**【功能与主治】** 清热燥湿，消肿止痛。用于风伤肠络、湿热下注型痔疮（内痔、外痔、混合痔）引起的便血、肛门红肿热痛等。

**【用法与用量】** 外用。将药膏挤入肛门内或涂抹患处，一次 2g，一日 1 次。

**【注意事项】**

1．若用药后出现皮肤过敏反应，应及时停用。

2．忌食辛辣、油腻食物及海鲜等发物。

3．本品不可内服。

4．使用本品时，动作应轻柔，防止痔疮出血。

【规格】每支装 10g。

【贮藏】密封，置阴凉处。

## 九华痔疮栓

【处方】大黄、浙贝母、侧柏叶（炒）、厚朴、白及、冰片、紫草。

【功能与主治】清热凉血，化瘀止血，消肿止痛。用于血热毒盛所致的痔疮、肛裂等肛肠疾患。

【用法与用量】外用。大便后或临睡前用温水洗净肛门，塞入栓剂 1 粒，一次 1 粒，一日 1 次，痔疮严重或出血量较多者，早晚各塞 1 粒。

【禁忌】孕妇禁用。

【注意事项】

1．本品不可内服。

2．忌食辛辣、油腻食物及海鲜等发物。

【规格】每粒重 2.1g。

【贮藏】密闭，置阴凉干燥处。

## 消痔软膏

【处方】熊胆粉、地榆、冰片。

【功能与主治】消肿，止血，止痛。用于炎性、血栓性外痔，内痔（Ⅰ、Ⅱ度）属风热瘀阻或湿热壅滞证者。

【用法与用量】外用。用药前用温水清洗局部，治疗内痔：将注入头轻轻插入肛内，把药膏推入肛内；治疗外痔：将药膏均匀涂敷患处，外用清洁纱布覆盖。一次 2～3g，一日 2 次。

【禁忌】孕妇禁用。

【注意事项】

1．本品不可内服。

2．忌食辛辣、油腻食物及海鲜等发物。

【规格】每支装（1）2.5g，（2）5g。

【贮藏】密闭，置干燥处。

## 消痔灵注射液

【处方】明矾、鞣酸、三氯叔丁醇、低分子右旋糖酐注射液、枸橼酸钠、亚硫酸氢钠、甘油。

【功能与主治】收敛止血。用于内痔出血，各期内痔，静脉曲张性混合痔。

【用法与用量】肛门镜下内痔局部注射。内痔出血，早期内痔：用本品原液注射到黏膜下层；用量相当于内痔的体积为宜。中、晚期内痔和静脉曲张性混合痔：按四步注射法进行，第一步注射到内痔上方黏膜下层动脉区，第二步注射到内痔黏膜下层，第三步注射到黏膜固有层，第四步注射到齿线上方痔底部黏膜下层。第一步和第四步用1%普鲁卡因注射液稀释本品原液，使成1∶1。第二步和第三步用1%普鲁卡因注射液稀释本品原液，使成2∶1。根据痔的大小，每个内痔注入6～13ml，总量20～40ml。

【禁忌】

1．孕妇禁用。

2．内痔嵌顿发炎、皮赘性外痔者禁用。

3．对本品及普鲁卡因过敏者禁用。

**【注意事项】**

1．对过敏体质者慎用。

2．不得与其他药物混合注射使用。

3．急性肠炎，内痔发炎时需待消炎后使用。

4．严格按要求规范操作，以免引起大出血和局部坏死、感染。

**【规格】** 10ml：0.4g（硫酸铝钾）。

**【贮藏】** 密封，避光保存。

## 麝香痔疮栓

**【处方】** 麝香、牛黄、冰片、珍珠、炉甘石、三七、五倍子、颠茄流浸膏。

**【功能与主治】** 清热解毒，消肿止痛，止血生肌。用于治疗各类痔疮和肛裂。

**【用法与用量】** 外用。早晚或大便后塞于肛门内，一次1粒，一日2次；或遵医嘱。

**【注意事项】**

1．孕妇慎用。

2．本品为直肠给药，禁止内服。

3．忌烟酒，忌辛辣、油腻、刺激性食物。

4．保持大便通畅。

5．高血压、青光眼、前列腺肥大等患者应在医师指导下使用。

6．孕妇慎用，儿童、年老体弱者应在医师指导下使用。

7．有严重肝肾疾病及糖尿病或血液病患者应在医师指导下使用。

8．放置时采取侧卧位，动作宜轻柔，避免出血。置入适当深度以防滑脱。

9．药品宜存放在阴凉干燥处，防止受热变形。

10．对本品过敏者禁用，过敏体质者慎用。

**【规格】** 每粒相当于原药材 0.33g。

**【贮藏】** 密闭遮光。

## 肛安栓

**【处方】** 地榆（炭）、盐酸小檗碱、人工麝香、冰片等。

**【功能与主治】** 凉血止血，清热解毒，燥湿敛疮，消肿止痛。用于内痔、外痔、混合痔等出现的便血、肿胀、疼痛。

**【用法与用量】** 直肠给药。一次 1 粒，一日 1～2 次，早、晚或便后使用。

**【禁忌】**

1．孕妇禁用。

2．溶血性贫血患者及葡萄糖-6-磷酸脱氢酶缺乏患者禁用。

**【注意事项】**

1．忌食辛辣、油腻食物。

2．本品为外用药，禁止口服。

3．本品放置过程中有时会析出白霜，系基质所致，属正常现象，不影响疗效。

4．30℃以下保存，如超过 30℃出现软化，可放入冰箱或浸入冷水中变硬后使用，不影响疗效。

5．放置时最好采取侧卧位，动作宜轻柔，避免出血，置入适当深度以防滑脱。

6.本品仅对痔疮合并有少量便血,肿胀及疼痛者有效,如便血量较多,内痔便后脱出不能自行还纳肛内,需到医院就诊。

7.本品含盐酸小檗碱,儿童、哺乳期妇女、年老体弱者应在医师指导下使用。

8.对本品过敏者禁用,过敏体质者慎用。

【规格】每粒重1g。

【贮藏】30℃以下避光贮存。

## 肛泰软膏(栓)

【处方】地榆(炭)、冰片、盐酸小檗碱、人工麝香。

【功能与主治】凉血止血,清热解毒,燥湿敛疮,消肿止痛。用于大肠湿热瘀阻所引起的内痔、外痔、混合痔等出现的便血、肿胀、疼痛。

【用法与用量】

膏剂:肛门给药。一次1g,一日1次,睡前或便后外用。使用时先将患部用温水洗净,擦干,然后将药管上的盖拧下,用盖上的尖端刺破管口,用药前取出1个给药管,套在药管上拧紧,插入肛门内适量给药或外涂于患部。

栓剂:直肠给药。一次1粒,一日1次,睡前或便后外用。使用时先将配备的指套戴在食指上,撕开栓剂包装,取出栓剂,轻轻塞入肛门内约2cm。

【禁忌】孕妇禁用。

【注意事项】

1.本品为外用药,切忌口服。

2.皮肤破溃或感染处不宜用。

3．忌烟酒及辛辣、油腻、刺激性食物。

4．保持大便通畅。

5．儿童、孕妇、哺乳期妇女、年老体弱者应在医师指导下使用。

6．内痔出血过多或原因不明的便血应去医院就诊。

7．用药后皮肤过敏如出现瘙痒、皮疹等现象时，应停止使用，症状严重者应去医院就诊。

8．用药5天症状无缓解，应去医院就诊。本品不宜长期使用。

9．本品含盐酸小檗碱、盐酸罂粟碱。本品不宜作为预防用药或1日内多次重复使用。

10．对本品过敏者禁用，过敏体质者慎用。

**【规格】**

膏剂：软膏，每支装10g。

栓剂：每粒重1g。

**【贮藏】**密封，置阴凉处（不超过20℃）。

## 普济痔疮栓

**【处方】**熊胆粉、冰片、猪胆粉。

**【功能与主治】**清热解毒，凉血止血。用于热证便血，对各期内痔、便血及混合痔肿胀等有较好的疗效。

**【用法与用量】**直肠给药。一次1粒，一日2次；或遵医嘱。

**【注意事项】**

1．儿童、孕妇、哺乳期妇女、年老体弱者应在医师指导下服用。

2．服药期间，如局部皮疹需要使用外用药时，应向专科医师咨询。

3．如瘙痒重者，应去医院就诊。

4．用药 7 天症状无缓解，应去医院就诊。

5．对该药品过敏者禁用，过敏体质者慎用。

**【规格】** 每粒重 1.3g，每盒装 10 粒。

**【贮藏】** 密封，避光，置阴凉处（不超过 20℃）。

## 痔疮栓

**【处方】** 柿蒂、大黄、冰片、芒硝、田螺壳（炒）、橄榄核（炒炭）。

**【功能与主治】** 清热通便，止血，消肿止痛，收敛固脱。用于各期内痔、混合痔之内痔部分，轻度脱垂等。

**【用法与用量】** 直肠给药。一次 1 粒，一日 2～3 次，使用前可以花椒水或温开水坐浴，7 天为一疗程；或遵医嘱。

**【注意事项】**

1．本品为直肠给药，禁止内服。

2．忌烟酒及辛辣、油腻、刺激性食物，保持大便通畅。

3．儿童、孕妇、年老体弱及脾虚便溏者应在医师指导下使用。

4．有严重肝肾疾患及高血压、心脏病、糖尿病或血液病者应在医师指导下使用。

5．肛裂患者不宜使用。内痔出血过多或原因不明的便血，或内痔脱出不能自行还纳，均应去医院就诊。

6．放置时采取侧卧位，动作宜轻柔，避免出血。置入适当深度以防滑脱。

7．药品宜存放在阴凉干燥处，防止受热变形。

8．用药 3 天症状无缓解，应去医院就诊。

9．对本品过敏者禁用，过敏体质者慎用。

【规格】每粒重 2g（含芒硝 46mg）。

【贮藏】密封，避光，置阴凉处（不超过 20℃）。

## 京万红痔疮膏

【处方】地黄、穿山甲、木瓜、川芎、白芷、棕榈血余炭、地榆、赤芍、土鳖虫、大黄、黄芩、当归、五倍子、桃仁、苦参、黄柏、胡黄连。

【功能与主治】清热解毒，化瘀止痛，收敛止血。用于初期内痔，肛裂，肛周炎，混合痔等。

【用法与用量】外敷。便后洗净，将膏挤入肛门内，一日 1 次。

【注意事项】

1．本品为外用药，不可内服。孕妇慎用。

2．本药使用时应注意全身情况，如有高烧、全身发抖等症状时，应及时去医院就诊。

3．烫伤局部用药一定要注意创面的清洁干净，在清洁的环境下最好采用暴露疗法。

4．轻度烧烫伤者，用药 1 天内症状无改善或创面有脓苔应去医院就诊。

【规格】每支装 15g。

【贮藏】置阴凉处。

## 赛霉安乳膏

【处方】石膏、冰片、朱砂。

【功能与主治】清热止血，收敛祛湿，化腐生肌。用于牙周溃疡，皮肤碰伤、刀伤、慢性溃疡，子宫颈糜烂，阴道炎，痔疮，肛瘘，褥疮等。

【用法与用量】外用。一日2次。

【注意事项】本品含朱砂，不宜长期（连续使用不超过3个月）、大面积使用。

【规格】每支装（1）10g，（2）20g。

【贮藏】密闭，避光。

## 赛霉安散

【处方】石膏、冰片、朱砂（水飞）。

【功能与主治】清热止血，收敛祛湿，化腐生肌。用于口、鼻、喉黏膜溃疡、发炎、出血，牙周溃疡，皮肤碰伤、刀伤、慢性溃疡，子宫颈糜烂，阴道炎，或用于痔疮，肛瘘，褥疮等症，也可作新生婴儿脐粉。

【用法与用量】创口先用冷开水或茶水洗净擦干，敷满药粉，后用纱布包扎，旧伤口、溃疡或新伤口有红肿者，每日换药一次，口、鼻、喉及子宫颈、阴道等疾病，可将药粉直接撒到患处，一日2～3次。

【注意事项】勿与水混合使用。

【规格】每瓶装（1）10g，（2）30g。

【贮藏】密闭，防潮，置阴凉干燥处（不超过20℃）。

## 附二

# 治疗痔疮的常用中成药简表

| 证型 | 药物名称 | 功 能 | 主治病证 | 用法用量 | 备注 |
|------|---------|-------|---------|---------|------|
| 风伤肠络证 | 地榆槐角丸 | 疏风润燥，凉血泻热。 | 用于脏腑实热、大肠火盛所致的肠风便血，痔疮肛瘘，湿热便秘，肛门肿痛。 | 口服。大蜜丸一次1丸，水蜜丸一次5g，一日2次。 | 药典，基药，医保 |
| | 槐角丸 | 清肠疏风，凉血止血。 | 用于血热所致的肠风便血，痔疮肿痛。 | 口服。水蜜丸一次6g，小蜜丸一次9g，大蜜丸一次1丸，一日2次。 | 药典，基药 |
| | 痔特佳片 | 清热凉血，收敛止血，祛风消肿。 | 用于血热风盛，湿热下注所致的Ⅰ、Ⅱ期内痔，血栓性外痔，肛窦炎，直肠炎，对其它痔疮有缓解作用。 | 口服。一次2～4片，一日2次。 | 药典 |
| | 痔康片 | 清热凉血，泻热通便。 | 用于热毒风盛或湿热下注所致的便血、肛门肿痛、有下坠感，Ⅰ、Ⅱ度内痔见上述证候者。 | 口服。一次3片，一日3次，7天为一疗程；或遵医嘱。 | 药典 |
| | 痔血丸 | 消肿解毒，通便止血。 | 用于内痔出血，外痔肿痛。 | 口服。一次1丸，一日2次。 | 医保 |
| | 消痔丸 | 消肿生肌，清热润便，补气固脱，止血止痛。 | 用于痔疾肿痛，便秘出血，脱肛不收以及肠风下血，积滞不化等症。 | 口服。一次1丸，一日3次；小儿酌减。 | 医保 |

| 证型 | 药物名称 | 功能 | 主治病证 | 用法用量 | 备注 |
|------|---------|------|---------|---------|------|
| 风伤肠络证 | 痔疮胶囊（片） | 清热解毒，凉血止痛，祛风消肿。 | 用于各种痔疮，肛裂，大便秘结。 | 胶囊：口服。一次4～5粒，一日3次。<br>片剂：口服。一次4～5片，一日3次。 | 医保 |
| 湿热下注证 | 六味消痔片 | 清热消肿，收敛止血。 | 用于湿热瘀阻型Ⅰ、Ⅱ度内痔，症见痔核脱垂、水肿糜烂、滴血射血、肛门坠胀。 | 口服。一次6片，一日3次；或遵医嘱。 | 药典 |
| | 痔宁片 | 清热凉血，润燥疏风。 | 用于实热内结或湿热瘀滞所致痔疮出血，肿痛。 | 口服。一次3～4片，一日3次。 | 药典 |
| | 痔特佳片 | 同前 | 同前 | 同前 | 同前 |
| | 痔血丸 | 同前 | 同前 | 同前 | 同前 |
| 气滞血瘀证 | 痔特佳片 | 同前 | 同前 | 同前 | 同前 |
| | 痔血丸 | 同前 | 同前 | 同前 | 同前 |
| | 消痔丸 | 同前 | 同前 | 同前 | 同前 |
| | 痔炎消胶囊（颗粒） | 清热解毒，润肠通便。止血，止痛，消肿。 | 用于血热毒盛所致的痔疮肿痛，肛裂疼痛，痔疮手术后大便困难、便血，及老年人便秘。 | 胶囊：口服。一次3～6粒，一日3次。<br>颗粒剂：口服。一次10～20g或一次3～6g（无蔗糖），一日3次。 | 颗粒剂：药典 |
| 脾虚气陷证 | 消痔丸 | 同前 | 同前 | 同前 | 同前 |
| | 痔疮胶囊（片） | 同前 | 同前 | 同前 | 同前 |

续表

| 证型 | 药物名称 | 功能 | 主治病证 | 用法用量 | 备注 |
|---|---|---|---|---|---|
| 外治法 | 九华膏 | 消肿，止痛，生肌，收口。 | 适用于发炎肿痛的外痔、内痔嵌顿，直肠炎、肛窦炎及内痔术后（压缩法、结扎法、枯痔法等）。 | 外用。每日早晚或大便后敷用或注入肛门内。 | 药典，医保 |
| | 马应龙麝香痔疮膏 | 清热燥湿，活血消肿，祛腐生肌。 | 用于湿热瘀阻所致的各类痔疮、肛裂，症见大便出血，或疼痛、有下坠感；亦用于肛周湿疹。 | 外用，涂擦患处。 | 药典，基药，医保 |
| | 化痔栓 | 止血，止痛，消炎，解毒，收敛。 | 用于内外痔疮，混合痔疮。 | 肛门用药。将药栓单个撕开，再从塑料片分离处撕开取出药栓，患者取侧卧位，置入肛门2～2.5cm深处，一次1粒，一日1～2次。 | 药典 |
| | 参蛇花痔疮膏 | 清热燥湿，消肿止痛。 | 用于风伤肠络、湿热下注型痔疮（内痔、外痔、混合痔）引起的便血、肛门红肿热痛等。 | 外用。将药膏挤入肛门内或涂抹患处，一次2g，一日1次。 | 药典，医保 |
| | 九华痔疮栓 | 清热凉血，化瘀止血，消肿止痛。 | 用于血热毒盛所致的痔疮、肛裂等肛肠疾患。 | 外用。大便后或临睡前用温水洗净肛门，塞入栓剂1粒。一次1粒，一日1次，痔疮严重或出血量较多者，早晚各塞1粒。 | 药典，医保 |
| | 消痔软膏 | 消肿，止血，止痛。 | 用于炎性、血栓性外痔，内痔（Ⅰ、Ⅱ度）属风热瘀阻或湿热壅滞证者。 | 外用。用药前用温水清洗局部，治疗内痔：将注入头轻轻插入肛内，把药膏推入肛内；治疗外痔：将药膏均匀涂敷患处，外用清洁纱布覆盖。一次2～3g，一日2次。 | 药典，医保 |

| 证型 | 药物名称 | 功能 | 主治病证 | 用法用量 | 备注 |
|---|---|---|---|---|---|
| 外治法 | 消痔灵注射液 | 收敛止血。 | 用于内痔出血，各期内痔，静脉曲张性混合痔。 | 肛门镜下内痔局部注射。内痔出血、早期内痔：用本品原液注射到黏膜下层；用量相当于内痔的体积为宜。中、晚期内痔和静脉曲张性混合痔：按四步注射法进行，第一步注射到内痔上方黏膜下层动脉区，第二步注射到内痔黏膜下层，第三步注射到黏膜固有层，第四步注射到齿线上方痔底部黏膜下层。第一步和第四步用1%普鲁卡因注射液稀释本品原液，使成1∶1。第二步和第三步用1%普鲁卡因注射液稀释本品原液，使成2∶1。根据痔的大小，每个内痔注入6～13ml，总量20～40ml。 | 药典，医保 |
| | 麝香痔疮栓 | 清热解毒，消肿止痛，止血生肌。 | 用于治疗各类痔疮和肛裂。 | 外用。早晚或大便后塞于肛门内，一次1粒，一日2次；或遵医嘱。 | 医保 |
| | 肛安栓 | 凉血止血，清热解毒，燥湿敛疮，消肿止痛。 | 用于内痔、外痔、混合痔等出现的便血、肿胀、疼痛。 | 直肠给药。一次1粒，一日1～2次，早、晚或便后使用。 | 医保 |

| 证型 | 药物名称 | 功　能 | 主治病证 | 用法用量 | 备注 |
|---|---|---|---|---|---|
| 外治法 | 肛泰软膏（栓） | 凉血止血，清热解毒，燥湿敛疮，消肿止痛。 | 用于大肠湿热瘀阻所引起的内痔、外痔、混合痔等出现的便血、肿胀、疼痛。 | 膏剂：肛门给药。一次1g，一日1次，睡前或便后外用。使用时先将患部用温水洗净，擦干，然后将药管上的盖拧下，用盖上的尖端刺破管口，用药前取出1个给药管，套在药管上拧紧，插入肛门内适量给药或外涂于患部。栓剂：直肠给药。一次1粒，一日1次，睡前或便后外用。使用时先将配备的指套戴在食指上，撕开栓剂包装，取出栓剂，轻轻塞入肛门内约2cm。 | 医保 |
| | 普济痔疮栓 | 清热解毒，凉血止血。 | 用于热证便血，对各期内痔、便血及混合痔肿胀等有较好的疗效。 | 直肠给药。一次1粒，一日2次；或遵医嘱。 | 医保 |
| | 痔疮栓 | 清热通便，止血，消肿止痛，收敛固脱。 | 用于各期内痔、混合痔之内痔部分，轻度脱垂等。 | 直肠给药。一次1粒，一日2~3次，使用前可以花椒水或温开水坐浴，7天为一疗程；或遵医嘱。 | 医保 |
| | 京万红痔疮膏 | 清热解毒，化瘀止痛，收敛止血。 | 用于初期内痔，肛裂，肛周炎，混合痔等。 | 外敷。便后洗净，将膏挤入肛门内，一日1次。 | |
| | 赛霉安乳膏 | 清热止血，收敛祛湿，化腐生肌。 | 用于牙周溃疡，皮肤碰伤、刀伤、慢性溃疡，子宫颈糜烂，阴道炎，痔疮，肛瘘，褥疮等。 | 外用。一日2次。 | |

| 证型 | 药物名称 | 功 能 | 主治病证 | 用法用量 | 备注 |
|---|---|---|---|---|---|
| 外治法 | 赛霉安散 | 清热止血，收敛祛湿，化腐生肌。 | 用于口、鼻、喉黏膜溃疡、发炎、出血，牙周溃疡，皮肤碰伤、刀伤慢性溃疡，子宫颈糜烂，阴道炎，或用于痔疮、肛瘘，褥疮等症，也可作新生婴儿脐粉。 | 创口先用冷开水或茶水洗净擦干，敷满药粉，后用纱布包扎，旧伤口、溃疡或新伤口有红肿者，每日换药一次，口、鼻、喉及子宫颈、阴道等疾病，可将药粉直接撒到患处，一日 2～3 次。 | |

# 肛门直肠周围脓肿

　　肛门直肠周围脓肿是指肛管直肠周围软组织或其周围间隙发生急慢性化脓性感染并形成的脓肿，简称"肛周脓肿"。由于发生的部位不同，可有不同的名称，如肛门旁皮下脓肿、坐骨直肠间隙脓肿、骨盆直肠间隙脓肿。本病是一种常见的较为复杂的感染，可发生于任何年龄，婴幼儿也时有发生，但青壮年居多，尤以男性为多见，男女发生比例约为4:1。临床上以发病急骤、疼痛剧烈，伴高热，自行破溃或手术切开引流后形成肛瘘。

　　肛门直肠周围脓肿多由肛窦炎和肛腺炎引起。以下因素可造成感染易发：全身性疾病、性激素因素、免疫学因素。本病的发生机理目前较公认的是中央间隙感染学说。直肠、肛管周围脓肿的感染病灶多来自肛腺，因肛窦开口向上，粪便易进入或损伤肛窦而致感染。感染通过腺体的管状分支，沿肛腺导管穿过内括约肌侵入内、外括约肌之间，形成肌间隙脓肿，亦称中央间隙脓肿，系始发病灶。随后脓肿沿中央腱的纤维膈向各处扩散，向下至皮下间隙形成皮下脓肿；向上经括约肌间隙形成括约肌间脓肿；脓肿也沿此间隙向上至骨盆直肠间隙引起骨盆直肠脓肿；或沿联合纵肌纤维向上、下、外三处扩散到肛管直肠周围间隙，形成各种不同部位的脓肿：沿下行的联合纵肌间隙可引发低位括约肌间脓肿；向外括约肌皮下部及浅部蔓延或直接经肛管皮下蔓延可形成肛周浅部脓肿，这是最常见的脓肿，也可形成肛管后间隙脓肿，或向一侧或两侧坐骨直肠窝扩散形成单侧或马蹄形双侧坐骨直肠窝脓肿；经联合纵肌间隙向上蔓延，到直肠纵肌与环肌间，可形成高位肌间脓肿，或骨盆直肠肌间隙脓肿。此外，亦可经淋巴管途径向各间隙扩散而形成脓肿。

中医对本病有不同的称谓，如生于大肠尽处，有脏毒、悬痈、坐马痈、跨马痈等；生于尾骨前长强穴者名鹳口疽。多因过食肥甘、辛辣、醇酒等物，湿热内生，下注大肠，蕴阻肛门；或肛门破损染毒，致经络阻塞，气血凝滞而成。也有因肺、脾、肾亏损，湿热乘虚下注而成。

## 一、中医病因病机分析及常见证型

中医学认为本病的发生与气血的关系极为密切，气血壅滞不通是基本病机。肛门为足太阳膀胱经所主，湿热易居膀胱，此处生痈多由湿热下注，湿热火毒之邪壅遏了气血的正常运行，经络阻隔，瘀血凝滞，热盛肉腐成脓而发为痈疽。其中有虚实之分，实证多因过食醇酒厚味，湿浊不化而生，或由内痔、肛裂感染而发；虚证多因肺、脾、肾亏损，湿热乘虚下注而成，或病后体虚并发，具体包括饮食不节、房事失调、外感六淫、情志失调、负重远行、勤劳辛苦、妊娠、虚劳久嗽、便秘等。

肛管直肠周围脓肿的常见证型有热毒蕴结证、火毒炽盛证、阴虚毒恋证的区分。

## 二、辨证选择中成药

肛管直肠周围脓肿的治疗在于早期切开引流，这是控制感染及减少肛瘘形成的关键，而中药治疗的目的在于缩短病程和减轻患者的痛苦。

### 1. 热毒蕴结证

【临床表现】肛门周围突然肿痛，持续加剧，伴有恶寒、发热、便秘、溲赤；肛周红肿，触痛明显，质硬，皮肤焮热；舌红，苔薄黄，脉数。

【辨证要点】肛周红肿，触痛明显，质硬，皮肤焮热。

【病机简析】湿热之邪蕴于肛门，气血不畅，郁而化热，则见肛周红肿疼痛，触痛明显，质硬，皮肤焮热；正邪相搏，则见恶寒、发热；热邪为患，则出现口干、小便黄；舌红、苔黄腻、脉数为热毒蕴结之象。

【治法】清热解毒。

【辨证选药】五福化毒丸（片）、地榆槐角丸。

此类中成药多由水牛角浓缩粉、连翘、牛蒡子、玄参、地黄、桔梗、芒硝、赤芍、地榆、槐角、大黄、黄芩、防风、荆芥穗等药物组成，可发挥良好的清热解毒凉血、润肠通便的作用。

### 2. 火毒炽盛证

【临床表现】肛周肿痛剧烈，持续数日，痛如鸡啄，难以入寐；伴恶寒发热，口干便秘，小便困难；肛周红肿，按之有波动感或穿刺有脓；舌红，苔黄，脉弦滑。

【辨证要点】肛周肿痛剧烈，痛如鸡啄，伴恶寒发热，口干便秘。

【病机简析】邪热内蕴，日久不解，热胜肉腐，肉腐即成脓，故见肿痛剧烈，持续数日，痛如鸡啄，难以入寐，按之有波动感或穿刺有脓；邪正相争，则见恶寒、发热；邪热炽盛，津液耗伤，故见口干、便秘；小便困难、舌红、苔黄、脉弦滑皆为邪热内盛之象。

**【治法】**清热解毒透脓。

**【辨证选药】**如意金黄散外用。

此类中成药多由黄柏、大黄、姜黄、白芷、天花粉、陈皮、厚朴、苍术、甘草等药物组成，可发挥良好的清热解毒透脓的作用。

### 3. 阴虚毒恋证

**【临床表现】**肛周肿痛，皮色暗红，成脓时间长，溃后脓出稀薄，疮口难敛；伴有午后潮热，心烦口干，盗汗；舌红，苔少，脉细数。

**【辨证要点】**肛周肿痛，皮色暗红，溃后脓出稀薄，伴有午后潮热，心烦口干，盗汗。

**【病机简析】**肺肾阴虚，正气不足，湿热内侵，蕴结不散，阻碍气机而气血瘀滞，故肛周肿痛，皮色暗红；正气不足则成脓时间长，正虚不能托毒外出，故溃后脓出稀薄，疮口难敛；阴虚内热，则午后潮热，心烦口干，夜寐盗汗；舌红、少苔、脉细数为阴虚内热之象。

**【治法】**养阴清热，祛湿解毒。

**【辨证选药】**知柏地黄丸。

此类中成药多由苍术、黄柏、牛膝等药物组成，可发挥良好的养阴清热，祛湿解毒的作用。

## 三、用药注意

临床选药必须以辨证论治的思想为指导，针对不同证型，选择与其相对证的药物，才能收到较为满意的疗效。本病的治疗以外科手术切开引流为主要手段，因此，临床上可以选择的中成药种类较少。对于具体药品的饮食禁忌、配伍禁忌、妊娠禁忌、证候禁忌、病证禁忌、特殊体质禁忌、特殊人群禁忌等，各药品内容中均有详细介绍，用药前务必仔细阅读。

# 附一

## 常用治疗肛周脓肿的中成药药品介绍

### （一）热毒蕴结证常用中成药品种

#### 五福化毒丸（片）

【处方】水牛角浓缩粉、连翘、青黛、黄连、牛蒡子（炒）、玄参、地黄、桔梗、芒硝、赤芍、甘草。

【功能与主治】清热解毒，凉血消肿。用于血热毒盛，小儿疮疖，痱毒，咽喉肿痛，口舌生疮，牙龈出血，疖腮。

【用法与用量】

丸剂：口服。水蜜丸一次 2g，大蜜丸一次 1 丸，一日 2～3 次。

片剂：口服。一次 4～5 片，一日 3 次。

【禁忌】糖尿病患者禁服。

【注意事项】

1. 忌食辛辣、生冷、油腻食物。

2. 婴幼儿应在医师指导下应用。

3．脾虚易腹泻者慎服。

4．对本品过敏者禁用，过敏体质者慎用。

**【规格】**

丸剂：（1）水蜜丸，每100粒重10g；（2）大蜜丸，每丸重3g。

片剂：每片重0.1g。

**【贮藏】**密封。

## 地榆槐角丸

**【处方】**地榆（炭）、槐角（蜜炙）、槐花（炒）、大黄、黄芩、地黄、当归、赤芍、红花、防风、荆芥穗、枳壳（麸炒）。

**【功能与主治】**疏风润燥，凉血泻热。用于脏腑实热、大肠火盛所致的肠风便血，痔疮肛瘘，湿热便秘，肛门肿痛。

**【用法与用量】**口服。大蜜丸一次1丸，水蜜丸一次5g，一日2次。

**【禁忌】**孕妇忌服。

**【注意事项】**

1．脾胃虚寒者慎用。

2．忌烟酒，忌食辛辣、油腻食物及海鲜等发物。

**【规格】**（1）大蜜丸，每丸重9g；（2）水蜜丸，每100丸重10g。

**【贮藏】**密闭，防潮。

### （二）火毒炽盛证常用中成药品种

## 如意金黄散

**【处方】**姜黄、大黄、黄柏、苍术、厚朴、陈皮、甘草、生天南星、白芷、天花粉。

**【功能与主治】**清热解毒，消肿止痛。用于热毒瘀滞肌肤所致疮疡肿痛、丹毒流注，症见肌肤红、肿、热、痛，亦可用于跌打损伤。

**【用法与用量】**外用。红肿，烦热，疼痛，用清茶调敷；漫肿无头，用醋或葱酒调敷；亦可用植物油或蜂蜜调敷，一日数次。

**【注意事项】**

1．该药品为外用药，不可内服。

2．疮疡阴证者不宜用。

3．用毕洗手，切勿接触眼睛、口腔等黏膜处。皮肤破溃处禁用。

4．忌食辛辣、油腻食物及海鲜等发物。

5．该药品不宜长期或大面积使用，用药后局部出现皮疹等过敏表现者应停用。

6．对该药品过敏者禁用，过敏体质者慎用。

7．孕妇慎用。

**【规格】**每袋装 9g。

**【贮藏】**密封。

**【药理毒理】**本品有抗菌、抗炎、镇痛等作用。

· **抗菌**　体外试验，本品对溶血性链球菌、金黄色葡萄球菌、铜绿假单胞菌和大肠杆菌有抑制作用[1-4]。对金黄色葡萄球菌感染大鼠局部创面形成的溃疡，本品外敷能提高脓性分泌物和血清中溶菌酶的含量[4-5]。

· **抗炎**　外敷本品可抑制大鼠炎性肉芽囊增生，减少炎症范围及肉芽囊炎症灶的坏死面积，减少炎性渗出液，保护血管内皮细胞，减轻血管壁的通透性[2]，还能抑制足肿胀[6]，促进醋酸致大鼠肛周溃疡的愈合[6]。

· **镇痛** 本品可提高小鼠热板法的痛阈值[7]。

【不良反应】文献报道，如意金黄散可引起过敏性皮疹[8]。

【参考文献】

[1] 冯家兴，杨立珍.金黄散抑菌作用的初步观察 [J].贵阳医学院学报，1987，12（1）：93.

[2] 周聪和，谭新华，李彪.金黄散外用抗感染实验研究 [J].辽宁中医杂志，1989，13（12）：35.

[3] 赵洪武，朱起桃，陈林娜，等.如意金黄散提取液体外抗菌作用研究 [J].时珍国药研究，1991，2（1）：12.

[4] 吴献群，刘小平.如意金黄散的临床及实验研究 [J].时珍国医国药，1998，9（6）：573.

[5] 王喜云，周永慧，严春海.金黄膏治疗痈疡的实验研究——对溶菌酶含量的影响 [J].中药药理与临床，1987，4（4）：22.

[6] 周艳，傅永锦，潘竞锵，等.金黄散的药效学研究 [J].中国新医药，2003，2（8）：4.

[7] 刘云，何光星，齐尚斌，等.金黄散和新金黄散药理比较研究 [J].中成药，1992，15（7）：25.

[8] 贾秀荣，董全达.如意金黄散外敷引起过敏反应1例 [J].中医外治杂志，1995，（1）：44.

## （三）阴虚毒恋证常用中成药品种

## 知柏地黄丸

【处方】知母、黄柏、熟地黄、山茱萸（制）、牡丹皮、山药、茯苓、泽泻。

**【功能主治】**滋阴降火。用于阴虚火旺，潮热盗汗，口干咽痛，耳鸣遗精，小便短赤。

**【用法与用量】**口服。水蜜丸一次 6g，小蜜丸一次 9g，大蜜丸一次 1 丸，一日 2 次；浓缩丸一次 8 丸，一日 3 次。

**【注意事项】**

1．气虚发热及实热者慎用。

2．感冒者慎用。

3．脾虚便溏、气滞中满者慎用。

4．服药期间忌食辛辣、油腻食物。

**【规格】**大蜜丸，每丸重 9g，浓缩丸，每 10 丸重 1.7g。

**【贮藏】**密闭，防潮。

**【药理毒理】**本品有降血糖、调节神经内分泌、增强免疫功能等作用。

· **降血糖** 本品能降低正常及四氧嘧啶所致高血糖小鼠的血糖，减少小鼠的饮水量[1]。

· **调节神经内分泌** 本品可对抗瘦素（leptin）诱导的幼龄雌鼠性早熟[2]；能提高肾上腺皮质激素型肾阴虚大鼠血浆皮质醇（CORT）、促肾上腺皮质激素（ACTH），促肾上腺皮质素释放激素（CRH）水平及肾上腺指数，恢复肾上腺组织形态和细胞正常分泌功能[3]。

3．**增强免疫** 本品可提高肾上腺皮质激素致肾阴虚幼龄大鼠血清中 IL-2、IL-6、IgG 水平和脾指数；减轻氢化可的松引起的脾脏组织结构的改变，拮抗氢化可的松的免疫抑制作用[4]。

**【参考文献】**

[1] 陈光娟.知柏地黄丸对小鼠血糖的影响 [J].中药药理与临

床，1993，（4）：2.

[2] 刘孟渊，徐雯，肖柳英，等.知柏地黄丸对瘦素诱导特发性性早熟模型小鼠的影响 [J].广州中医药大学学报，2008，25（6）：544.

[3] 史正刚，潘婴婴，张士卿.知柏地黄丸对肾上腺皮质激素型肾阴虚幼龄大鼠血浆 CORT、ACTH、CRH 及肾上腺指数和组织学结构的影响 [J].中国中医基础医学杂志，2006，12（3）：167.

[4] 史正刚，于霞，张士卿.知柏地黄丸对肾上腺皮质激素致肾阴虚幼龄大鼠免疫功能的影响 [J].中国实验方剂学杂志，2006，12（1）：62.

## （四）外治法常用中成药品种

## 复方黄柏液

**【处方】** 连翘、黄柏、金银花、蒲公英、蜈蚣。

**【功能与主治】** 清热解毒，消肿祛腐。用于疮疡溃后，伤口感染，属阳证者。

**【用法与用量】** 外用。浸泡纱布条外敷于感染伤口内，或破溃的脓肿内。若溃疡较深，可用直径 0.5 ～ 1.0cm 的无菌胶管，插入溃疡深部，以注射器抽取本品进行冲洗。用量一般 10 ～ 20ml，一日 1 次；或遵医嘱。

**【注意事项】**

1．使用本品前应注意按常规换药法清洁或清创病灶。

2．开瓶后，不宜久存。

3．孕妇慎用。

4．忌食辛辣、油腻食物及海鲜等发物。

**【规格】** 每瓶装（1）20ml，（2）100ml。

**【贮藏】** 密封，置阴凉处。

**【药理毒理】** 本品有促进伤口愈合、抗炎及抗滴虫作用。

·**促进伤口愈合** 本品局部用药可减少背部伤口疮疡模型兔伤口红肿面积及分泌物[1-4]。

·**抗炎** 本品滴鼻，对急性鼻炎模型豚鼠，可减少黏性分泌物量及上皮细胞的破坏[5]。

·**抗滴虫** 本品体外对阴道毛滴虫有抑制作用[6]。

**【参考文献】**

[1] 钟京秀，蒋庆铃．复方黄柏液治疗宫颈糜烂 320 例临床观察 [J]. 华北煤炭医学院学报，2003，5（4）：493.

[2] 丁明利．复方黄柏液治疗溃疡期褥疮 [J]. 河南中医，2000，20（6）：65.

[3] 李元红．复方黄柏液皮肤科新用 [J]. 中国中医急症，2006，15（6）：672.

[4] 郭鸣放，宋建徽，谢彦华，等．复方黄柏液促进伤口愈合的实验研究 [J]. 河北医科大学学报，2001，22（1）：11.

[5] 赵邠兰，黄晓红，姚志道，等．复方黄柏液对豚鼠鼻黏膜作用的初步试验 [J]. 中国中西医结合耳鼻咽喉科杂志，1997，5（1）：10.

[6] 张秀昌，赵志刚．复方黄柏液体外杀灭阴道毛滴虫的效果观察 [J]. 河北中医，2002，24（9）：720.

# 附二

## 治疗肛周脓肿的常用中成药简表

| 证型 | 药物名称 | 功能 | 主治病证 | 用法用量 | 备注 |
|---|---|---|---|---|---|
| 热毒蕴结证 | 五福化毒丸（片） | 清热解毒，凉血消肿。 | 用于血热毒盛，小儿疮疖，痱毒，咽喉肿痛，口舌生疮，牙龈出血，痄腮。 | 丸剂：口服。水蜜丸一次2g，大蜜丸一次1丸，一日2～3次。片剂：口服。一次4～5片，一日3次。 | 药典，医保 |
| | 地榆槐角丸 | 疏风润燥，凉血泻热。 | 用于脏腑实热、大肠火盛所致的肠风便血，痔疮肛瘘，湿热便秘，肛门肿痛。 | 口服。大蜜丸一次1丸，水蜜丸一次5g，一日2次。 | 药典，基药，医保 |
| 火毒炽盛证 | 如意金黄散 | 清热解毒，消肿止痛。 | 用于热毒瘀滞肌肤所致疮疡肿痛、丹毒流注，症见肌肤红、肿、热、痛，亦可用于跌打损伤。 | 外用。红肿，烦热，疼痛，用清茶调敷；漫肿无头，用醋或葱酒调敷；亦可用植物油或蜂蜜调敷，一日数次。 | 药典，基药，医保 |
| 阴虚毒恋证 | 知柏地黄丸 | 滋阴降火。 | 用于阴虚火旺，潮热盗汗，口干咽痛，耳鸣遗精，小便短赤。 | 口服。水蜜丸一次6g，小蜜丸一次9g，大蜜丸一次1丸，一日2次；浓缩丸一次8丸，一日3次。 | 药典，基药 |
| 外治法 | 复方黄柏液 | 清热解毒，消肿祛腐。 | 用于疮疡溃后，伤口感染，属阳证者。 | 外用。浸泡纱布条外敷于感染伤口内，或破溃的脓肿内。若溃疡较深，可用直径0.5～1.0cm的无菌胶管，插入溃疡深部，以注射器抽取本品进行冲洗。用量一般10～20ml，一日1次；或遵医嘱。 | 药典 |

# 肛　裂

　　肛管的皮肤全层纵行裂开并形成感染性溃疡者称肛裂。在肛门部疾患中，其发病率仅次于痔疮，本病好发于青壮年，女性多于男性。肛裂的部位一般在肛门前后正中位，尤以后位多见，位于前正中线的肛裂多见于女性。临床上以肛门周期性疼痛、出血、便秘为主要特点。肛裂患者多为青壮年，20～40岁是本病的高发年龄组，男女比约为 1 ∶ 2.5，女性发病率较高。肛裂的部位一般在肛门前后正中位，尤以后位多见。临床上以肛门周期性疼痛、出血、便秘为主要特点。

　　肛裂的病因尚未完全清楚。可能由于慢性便秘，导致大便干硬、排便困难，同时由于用力过猛，引起肛管皮肤损伤、破裂、感染形成慢性溃疡是肛裂产生的主要原因。解剖上由于肛管外括约肌浅部在肛门后方形成的肛尾韧带较坚硬，伸缩性及血供发生损伤形成肛裂。近来研究认为肛管肛门内括约肌压力在静息期增高与肛裂发生关系密切。肛裂方向与肛管纵轴平行，长约0.5cm～1cm，呈椭圆形或梭形。因排便时产生剧烈疼痛而畏惧排便，则大便愈加燥结，排便更加困难，形成恶性循环。由于括约肌痉挛，细菌感染不易控制，形成慢性溃疡，导致肛裂经久不愈。

　　早期肛裂病程短，裂口边缘整齐、为鲜红色，底浅有弹性，无瘢痕形成。陈旧性肛裂病程较长，反复发作边缘不整齐且增厚、纤维化，肉芽呈灰白色，底深质硬形成较平整的灰白组织。上端常有肥大乳头形成，下端皮肤因炎性水肿、淋巴回流障碍，形成袋状皮垂，似外痔，检查时因先看到外痔，后看到裂口，故称"前哨痔"或"裂痔"。由于肛裂、前哨痔、肛乳头肥大常同时存在，一般称为"肛裂三联征"。也有可能因感染并发肛乳头炎、肛窦炎、肛周脓肿和单口内瘘。

中医称本病为"钩肠痔"、"裂痔"等，由于阴虚津液不足或脏腑热结肠燥，大便秘结，粪便粗硬，排便用力过度或过猛，致使肛门皮肤裂伤，湿热蕴阻，染毒而发本病。

## 一、中医病因病机分析及常见证型

中医学认为，本病多由血热肠燥或阴虚津乏，导致大便秘结，排便努挣，引起肛门皮肤裂伤，湿毒之邪乘虚而入皮肤筋络，局部气血瘀滞，运行不畅，破溃之处缺乏气血营养，经久不敛而发病。

肛裂的常见证型有血热肠燥证、阴虚津亏证、气滞血瘀证的区分。

## 二、辨证选择中成药

肛裂内治法以润肠通便为主，在大便通畅的前提下，再结合局部用药治疗，以达到治疗效果。由于肛裂多属热结肠道、湿热下注和阴虚肠燥等证，故应采用相应治则。

### 1. 血热肠燥证

【临床表现】大便二三日一行，质地干硬，便时疼痛剧烈，大便时滴血或手纸染血，血色鲜红，裂口色红，肛门部灼热瘙痒；

腹满胀痛，小便短赤；舌质偏红，苔黄燥，脉弦数。

【辨证要点】质地干硬，血色鲜红，腹满胀痛，小便短赤。

【病机简析】热结肠道，耗伤津液，大肠失于濡润，以致大便二三日一行，质地干硬，便时疼痛剧烈，大便时滴血或手纸染血，血色鲜红，裂口色红；舌质偏红，苔黄燥，脉弦数为内有实热之象。

【治法】泻热通便，滋阴凉血。

【辨证选药】内服用药可选用一清颗粒，局部用药可选用马应龙痔疮膏、九华痔疮栓。

此类中成药大多以大黄、黄芩、黄连、麝香等清热泻火解毒、润肠通便的药物同用，以达到通络消肿，散结止痛效果。

2. 阴虚津亏证

【临床表现】大便干燥，数日一行，便时疼痛，点滴下血，裂口深红；口干咽燥，五心烦热，欲食不多，或头昏心悸；舌红，苔少或无苔，脉细数。

【辨证要点】大便干燥，点滴下血，口干咽燥，五心烦热。

【病机简析】阴血亏虚，津液不足，肠失濡润，以致大便干燥，数日一行；便时努挣擦破肛门，则肛门疼痛，点滴下血，裂口深红；阴虚内热则口干咽燥，五心烦热，欲食不多，或头昏心悸；舌红，苔少或无苔，脉细数为内有虚热之象。

【治法】补血养阴，润肠通便。

【辨证选药】内服用药可选用痔炎消颗粒（胶囊）、麻仁润肠丸、麻仁丸（胶囊、软胶囊），局部用药可选用马应龙痔疮膏、九华痔疮栓。

此类中成药大多用火麻仁、杏仁、三七、白芍、地榆、槐花等润肠通便、凉血收敛止血的药物，内外同治，使治疗效果更加明显。

### 3. 气滞血瘀证

**【临床表现】**肛门刺痛明显，便时便后尤甚，肛门紧缩，裂口色紫黯，肛外有裂痔，便时可有肿物脱出；舌黯，苔薄，脉弦或涩。

**【辨证要点】**肛门刺痛明显，裂口色紫黯，肛外有裂痔。

**【病机简析】**气机不畅，血行受阻，瘀血阻于肛门，以致肛门刺痛明显，便时便后尤甚，肛门紧缩，裂口色紫黯；舌黯，苔薄，脉弦或涩为气滞血瘀之象。

**【治法】**理气活血，润肠通便。

**【辨证选药】**本证以局部用药为主，可选用马应龙痔疮膏、九华痔疮栓。

此类中成药大多用珍珠、冰片、琥珀、大黄、厚朴、侧柏叶、紫草、浙贝母、白及等理气活血，润肠通便的药物。此证型局部用药以减轻局部症状为主要目的，在条件许可的情况下，尽量手术治疗。

## 三、用药注意

临床选药必须以辨证论治的思想为指导，针对不同证型，选择与其相对证的药物，才能收到较为满意的疗效。本病与饮食不节，过食辛辣醇酒厚味，长期便秘有较大关系，故饮食宜清淡，切忌辛辣油腻食物，以防影响药效的发挥。本病病灶局限，基本不会出现全身症状。另外，对于陈旧性肛裂一般需要手术才能根本解决，因此可选择口服药相对较少，可配合适当的外用药治疗。

对于具体药品的饮食禁忌、配伍禁忌、妊娠禁忌、证候禁忌、病证禁忌、特殊体质禁忌、特殊人群禁忌等，各药品内容中均有详细介绍，用药前务必仔细阅读。

## 附一

# 常用治疗肛裂的中成药药品介绍

## （一）血热肠燥证常用中成药品种

### 一清颗粒

**【处方】** 大黄、黄芩、黄连。

**【功能与主治】** 清热泻火解毒，化瘀凉血止血。用于火毒血热所致的身热烦躁、目赤口疮、咽喉及牙龈肿痛、大便秘结、吐血、咯血、衄血、痔血，咽炎、扁桃体炎、牙龈炎见上述证候者。

**【用法与用量】** 开水冲服。一次7.5g，一日3～4次。

**【注意事项】**

1．阴虚火旺者慎用。

2．服药期间忌食辛辣、油腻食物，忌烟酒。

3．体弱年迈者慎服；中病即止，不可过量、久用。

4．出现腹泻时可酌情减量。

5．出血量多者，可采取综合急救措施。

6．严格按用法用量服用，该药品不宜长期服用。

7．对该药品过敏者禁用，过敏体质者慎用。

**【规格】** 每袋装7.5g。

**【贮藏】** 密封。

## （二）阴虚津亏证常用中成药品种

### 痔炎消颗粒（胶囊）

【处方】地榆、槐花、山银花、茵陈、紫珠叶、三七、火麻仁、枳壳、白茅根、白芍。

【功能与主治】清热解毒，润肠通便，止血，止痛，消肿。用于血热毒盛所致的痔疮肿痛、肛裂疼痛及痔疮手术后大便困难、便血及老年人便秘。

【用法与用量】

颗粒剂：口服。一次 10 ~ 20g 或一次 3 ~ 6g（无蔗糖），一日 3 次。

胶囊：口服。一次 3 ~ 6 粒，一日 3 次。

【禁忌】孕妇禁用。

【注意事项】

1．胃肠虚弱者慎用。

2．忌烟酒，忌食辛辣、油腻及刺激性食物。

3．用药期间不宜同时服用温热性药物。

4．有高血压、心脏病、肝病、糖尿病、肾病等慢性病严重者均应在医师指导下服用。

5．内痔出血过多或原因不明的便血应去医院就诊。

6．对该药品过敏者禁用，过敏体质者慎用。

【规格】

颗粒剂：每袋装（1）10g，（2）3g（无蔗糖）。

胶囊：每粒装 0.4g。

【贮藏】密封。

【药理毒理】本品有润肠通便、止血、抗炎、镇痛等作用。

·**润肠通便、止血**　本品可促进失水便秘模型小鼠小肠炭末推进率，缩短出血时间和凝血时间[1]。

·**抗炎、镇痛**　本品可减少醋酸致小鼠腹腔毛细血管通透性增加时伊文思蓝的渗出量；减轻二甲苯致小鼠耳肿胀；减轻棉球肉芽肿重量；延长醋酸致痛小鼠扭体反应潜伏期，减少扭转次数；提高热致痛小鼠的痛阈值[2]。

【参考文献】

[1] 谭永恒，许晓峰，廖雪珍，等.痔炎消颗粒润肠通便和止血作用的药效学研究[J].安徽医药，2007，11（4）：295.

[2] 谭永恒，叶木荣，廖雪珍，等.痔炎消颗粒抗炎镇痛作用研究[J].中国实验方剂学杂志，2008，10（14）：53.

## 麻仁润肠丸

【处方】火麻仁、大黄、炒苦杏仁、白芍、陈皮、木香。

【功能与主治】润肠通便。用于肠胃积热，胸腹胀痛，大便秘结。

【用法与用量】口服。一次1～2丸，一日2次。

【禁忌】孕妇禁服。

【注意事项】

1．虚寒性便秘慎用。

2．饮食宜清淡，忌酒及辛辣食物。

3．胸腹胀满严重者应去医院就诊。

4．对该药品过敏者禁用，过敏体质者慎用。

【规格】每丸重 6g。

【贮藏】密封。

【药理毒理】

·**通便** 本品可增加正常小鼠和复方地芬诺酯所致便秘模型小鼠排便次数和排稀便动物数[1]；对燥结失水型便秘模型小鼠的排便有促进作用，可使排便次数增加；并能提高小鼠小肠炭末推进率；增加小鼠大肠含水量[2]。

【参考文献】

[1] 万锦洲，陈世明，马锦星.麻仁润肠软胶囊的药效学研究[J].时珍国医国药，1994，5（3）：17.

[2] 周玖瑶，李锐，廖雪珍，等.麻仁润肠口服液对肠道及排便作用的实验研究[J].广州中医药大学学报，1996，13（2）：36.

## 麻仁丸（胶囊、软胶囊）

【处方】火麻仁、大黄、苦杏仁、炒白芍、枳实（炒）、姜厚朴。

【功能与主治】润肠通便。用于肠热津亏所致的便秘，症见大便干结难下、腹部胀满不舒；习惯性便秘见上述证候者。

【用法与用量】

丸剂：口服。水蜜丸一次 6g，小蜜丸一次 9g，大蜜丸一次 1丸，一日 1～2 次。

胶囊：口服。一次 2～4 粒，早、晚各 1 次，或睡前服用。

软胶囊：口服。一次 3～4 粒，早、晚各 1 次。小儿服用减半，并搅拌溶解在开水中加适量蜂蜜后服用。

【注意事项】

1. 虚寒性便秘慎用。

2．孕妇慎用。

3．忌食辛辣、香燥刺激性食物。

【规格】

丸剂：大蜜丸，每丸重 9g。

胶囊：每粒装 0.35g。

软胶囊：每粒装 0.6g。

【贮藏】密封。

【药理毒理】本品有通便、促进肠蠕动的作用。

·**通便**　麻仁丸、软胶囊能增加正常小鼠粪便粒数和粪便重量，能增加燥结型便秘小鼠模型粪便粒数和粪便重量[1, 2]。

·**对肠蠕动的影响**　麻仁丸、软胶囊能提高小鼠小肠和大肠炭末推进百分率。十二指肠给药能增强家兔在体肠管收缩的最大振幅和平均振幅；能增加豚鼠离体回肠的收缩频率和收缩幅度[2, 3]。麻仁软胶囊能促进结肠上皮的水和电解质转运[4]。

·**其他**　麻仁丸能降低腹腔黏连小鼠模型术后腹腔黏连程度，能增加家兔肠系膜前动脉血流量[5]。

【参考文献】

[1] 陈光亮，樊彦，王钦茂，等 . 麻仁乳剂与麻仁丸的通便作用 [J]. 安徽中医学院学报，1997，16（2）：52.

[2] 郭建生，蒋孟良，彭芝配，等 . 麻仁软胶囊通便作用的实验研究 [J]. 中国中药杂志，1993，18（4）：236.

[3] 彭芝配，蒋孟良，郭建生，等 . 麻仁丸与果导片润肠通便药理作用的实验研究 [J]. 湖南中医学院学报，1992，12（3）：44.

[4] 杨孜欢，潘奥，陈思亮，等 . 麻仁软胶囊在诱导大鼠结肠上皮细胞阴离子分泌中的作用 [J]. 中药药理与临床，2008，24

（4）：1-5.

[5] 王德明. 麻仁丸抗腹部手术后腹腔黏连作用的研究 [J]. 药学进展，2000，（1）：43.

### （三）气滞血瘀证常用中成药品种

## 马应龙麝香痔疮膏

【处方】人工麝香、人工牛黄、珍珠、煅炉甘石、硼砂、冰片、琥珀。

【功能与主治】清热燥湿，活血消肿，祛腐生肌。用于湿热瘀阻所致的各类痔疮、肛裂，症见大便出血，或疼痛、有下坠感；亦用于肛周湿疹。

【用法与用量】外用。涂擦患处。

【注意事项】

1．孕妇慎用。

2．本品不可内服。

3．用药后如出现皮肤过敏反应或月经不调者需及时停用。

4．忌食辛辣、油腻食物及海鲜等发物。

【规格】每支装 10g。

【贮藏】密封。

## 九华痔疮栓

【处方】大黄、浙贝母、侧柏叶（炒）、厚朴、白及、冰片、紫草。

【功能与主治】清热凉血，化瘀止血，消肿止痛。用于血热毒盛所致的痔疮、肛裂等肛肠疾患。

**【用法与用量】**外用。大便后或临睡前用温水洗净肛门，塞入栓剂，一次1粒，一日1次，痔疮严重或出血量较多者，早晚各塞1粒。

**【禁忌】**孕妇禁用。

**【注意事项】**

1．本品不可内服。

2．忌食辛辣、油腻食物及海鲜等发物。

**【规格】**每粒装2.1g。

**【贮藏】**密闭，置阴凉干燥处。

# 附二

## 治疗肛裂的常用中成药简表

| 证型 | 药物名称 | 功　能 | 主治病证 | 用法用量 | 备注 |
|---|---|---|---|---|---|
| 血热肠燥证 | 一清颗粒 | 清热泻火解毒，化瘀凉血止血。 | 用于火毒血热所致的身热烦躁、目赤口疮、咽喉及牙龈肿痛、大便秘结、吐血、咯血、衄血、痔血，咽炎、扁桃体炎、牙龈炎见上述证候者。 | 开水冲服。一次7.5g，一日3～4次。 | 药典，医保 |
| 阴虚津亏证 | 痔炎消颗粒（胶囊） | 清热解毒，润肠通便，止血，止痛，消肿。 | 用于血热毒盛所致的痔疮肿痛、肛裂疼痛及痔疮手术后大便困难、便血及老年人便秘。 | 颗粒剂：口服。一次10～20g或一次3～6g（无蔗糖），一日3次。胶囊：口服。一次3～6粒，一日3次。 | 颗粒剂：药典 |

| 证型 | 药物名称 | 功能 | 主治病证 | 用法用量 | 备注 |
|------|---------|------|---------|---------|------|
| 阴虚津亏证 | 麻仁润肠丸 | 润肠通便。 | 用于肠胃积热，胸腹胀痛，大便秘结。 | 口服。一次1~2丸，一日2次。 | 药典，基药，医保 |
| | 麻仁丸（胶囊、软胶囊） | 润肠通便。 | 用于肠热津亏所致的便秘，症见大便干结难下、腹部胀满不舒；习惯性便秘见上述证候者。 | 丸剂：口服。水蜜丸一次6g，小蜜丸一次9g，大蜜丸一次1丸，一日1~2次。胶囊：口服。一次2~4粒，早、晚各1次，或睡前服用。软胶囊：口服。一次3~4粒，早、晚各1次。小儿服用减半，并搅拌溶解在开水中加适量蜂蜜后服用。 | 药典，基药 |
| 气滞血瘀证 | 马应龙麝香痔疮膏 | 清热燥湿，活血消肿，祛腐生肌。 | 用于湿热瘀阻所致的各类痔疮、肛裂，症见大便出血，或疼痛、有下坠感；亦用于肛周湿疹。 | 外用。涂擦患处。 | 药典，基药，医保 |
| | 九华痔疮栓 | 清热凉血，化瘀止血，消肿止痛。 | 用于血热毒盛所致的痔疮、肛裂等肛肠疾患。 | 外用。大便后或临睡前用温水洗净肛门，塞入栓剂，一次1粒，一日1次；痔疮严重或出血量较多者，早晚各塞1粒。 | 药典，医保 |

# 动脉硬化闭塞症

　　动脉硬化闭塞症是一种全身性疾患，发生在大、中动脉，涉及腹主动脉及其远侧的主干动脉时，引起下肢慢性缺血的临床表现。本病男性多于女性，发病年龄多在 45 岁以上，发病率有增高趋势，往往与其他部位的动脉硬化性疾病同时存在。

　　本病病因尚不完全清楚。高脂血症、高血压、吸烟、糖尿病、肥胖等均是高危因素。主要病理表现为动脉血管内膜出现粥样硬化斑块，中膜变性或钙化，腔内有继发血栓形成，最终使管腔狭窄，甚至完全闭塞。症状的轻重与病程进展、动脉狭窄及侧支代偿的程度相关。早期症状为患肢冷感、苍白，进而出现间歇性跛行。后期患肢皮温明显降低、色泽苍白或发绀，出现静息痛，肢体远端缺血性坏疽或溃疡。早期慢性缺血引起皮肤及其附件的营养性改变、感觉异常及肌萎缩。患肢的股、腘、胫后及足背动脉搏动减弱或不能扪及。

　　现代医学临床常根据病情严重程度酌情采用非手术治疗和手术治疗。非手术治疗是通过控制易患因素、合理用药达到降低血脂，改善高凝状态，扩张血管与促进侧支循环的目的。而手术治疗的目的在于重建动脉通路。

　　中医称本病为"脱疽"，又称"脱骨疽"，多由脾气不健，肾阳不足，外加寒湿之邪入侵而发病，治疗以中药内服外用，活血化瘀为主。

## 一、中医病因病机分析及常见证型

主要由于脾气不健，肾阳不足，又加外受寒冻，寒湿之邪入侵而发病。脾气不健，化生不足，气血亏虚，内不能壮养脏腑，外不能充养四肢。脾肾阳气不足，不能温养四肢，复受寒湿之邪，则气血凝滞，经络阻塞，不通则痛，四肢气血不充，失于濡养则皮肉枯槁，坏死脱落。若寒邪久蕴，则郁而化热，湿热浸淫，则患趾（指）红肿溃脓。热邪伤阴，病久可致阴血亏虚，肢节失养，干枯萎缩。

动脉硬化闭塞症的常见证型有寒湿阻络证、血脉瘀阻证、湿热毒盛证、热毒伤阴证、气血两虚证的区分。

## 二、辨证选择中成药

### 1. 寒湿阻络证

【临床表现】患趾（指）喜暖怕冷，麻木，酸胀疼痛，多走疼痛加剧，稍歇痛减，皮肤苍白，触之发凉，趺阳脉搏动减弱；舌淡，苔白腻，脉沉细。

【辨证要点】患趾（指）喜暖怕冷，麻木，酸胀疼痛，皮肤苍白，触之发凉，趺阳脉搏动减弱；舌淡，苔白腻，脉沉细。

【病机简析】脾肾阳虚，感受寒湿之邪，内外相合，则患肢喜暖怕冷，皮肤苍白；寒湿阻络，阳气不能外达于四末，则麻木酸胀，触之发凉；寒湿内阻，气血不行，多走时气血更加瘀滞不达，故疼痛加剧；寒湿阻络，则趺阳脉搏动减弱；舌淡、苔白腻、脉沉细为阳虚寒盛之象。

【治法】温阳散寒，活血通络。

【辨证选药】可选用阳和解凝膏。

此类中成药多由肉桂、附子、炮姜、防风、乳香、没药、当归、赤芍、川芎等药物组成，可发挥良好的温阳散寒，活血通络的作用。

2. 血脉瘀阻证

【临床表现】患趾（指）酸胀疼痛，夜间加重，夜难入寐，步履艰难，患趾（指）皮色暗红或紫黯，下垂更甚，皮肤发凉干燥，肌肉萎缩，趺阳脉搏动消失；舌暗红或有瘀斑，苔薄白，脉弦涩。

【辨证要点】患趾（指）酸胀疼痛，皮色暗红或紫黯，皮肤发凉干燥，趺阳脉搏动消失；舌暗红或有瘀斑，苔薄白，脉弦涩。

【病机简析】寒邪凝滞，阳气不布，气血瘀滞，则患肢酸胀疼痛；入夜阳气内闭，故疼痛加剧；气血瘀滞，肢末失养，则步履艰难，皮肤干燥发凉，肌肉萎缩；气血瘀阻脉络，则趺阳脉搏动消失；气血瘀阻，则患趾（指）皮色暗红或紫黯，舌暗红或有瘀斑；弦脉主痛，涩脉主瘀滞。

【治法】活血化瘀，通络止痛。

【辨证选药】可选用脉络宁注射液、脉络宁口服液、脉管复康片（胶囊）。破溃时外用京万红软膏。

此类中成药多由丹参、鸡血藤、郁金、乳香、没药、当归、桃仁、川芎、牛膝、玄参等药物组成，可发挥良好的活血化瘀，通络止痛的作用。

3. 湿热毒盛证

【临床表现】患肢剧痛，日轻夜重，局部肿胀，皮肤紫黯，浸淫蔓延，溃破腐烂，肉色不鲜；身热口干，便秘溲赤；舌红，苔黄腻，脉弦数。

**【辨证要点】** 患肢剧痛，局部肿胀，皮肤紫黯，浸淫蔓延，溃破腐烂，肉色不鲜；舌红，苔黄腻，脉弦数。

**【病机简析】** 气血瘀滞，郁久化热，或湿热入侵，湿热蕴结，则患肢剧痛，局部肿胀，皮色紫黯，浸淫蔓延，溃破腐烂，肉色不鲜；热盛伤阴，则身热口干，便秘溲赤；舌红、苔黄腻、脉弦数为湿热毒盛之象。

**【治法】** 清热利湿，活血化瘀。

**【辨证选药】** 可选用抗骨髓炎片、活血消炎丸、连翘败毒丸（片、膏）、清血内消丸。可外用如意金黄散、生肌散、生肌玉红膏、紫草膏、解毒生肌膏、复方黄柏液。

此类中成药多由金银花、蒲公英、地丁、大黄、栀子、苦参、玄参、黄芩、黄柏等药物组成，可发挥良好的清热利湿，活血化瘀的作用。

### 4. 热毒伤阴证

**【临床表现】** 皮肤干燥，毫毛脱落，趾（指）甲增厚变形，肌肉萎缩，趾（指）呈干性坏疽；口干欲饮，便秘溲赤；舌红，苔黄，脉弦细数。

**【辨证要点】** 皮肤干燥，肌肉萎缩，趾（指）呈干性坏疽；舌红，苔黄，脉弦细数。

**【病机简析】** 病邪郁久化热，热毒内盛伤阴，阴虚失养，则皮肤干燥，毫毛脱落，趾（指）甲增厚变形，肌肉萎缩；热毒内盛，阴虚失养，则趾（指）呈干性坏疽；阴虚则口干欲饮，便秘溲赤；舌红、苔黄、脉弦细数均为阴虚内热之象。

**【治法】** 清热解毒，养阴活血。

【辨证选药】可选用通脉宝膏。破溃可外用京万红软膏、如意金黄散、复方黄柏液、解毒生肌膏。

此类中成药多由金银花、蒲公英、苦地丁、野菊花、黄芩、当归、赤芍、牛膝、玄参、石斛等药物组成，可发挥良好的清热解毒，养阴活血的作用。

### 5. 气血两虚证

【临床表现】病程日久，坏死组织脱落后创面久不愈合，肉芽暗红或淡而不鲜；倦怠乏力，不欲饮食，面色少华，形体消瘦；舌淡，少苔，脉细无力。

【辨证要点】病程日久，创面久不愈合，肉芽暗红或淡而不鲜；舌淡，少苔，脉细无力。

【病机简析】病久不愈，气血两虚，肢体失养，则创面久治不愈，肉色不鲜，形体消瘦；气血亏虚，则倦怠乏力；脾气亏虚，则不欲饮食；舌淡、少苔、脉细无力乃气血两虚之象。

【治法】补益气血。

【辨证选药】可选用通塞脉片。破溃可外用京万红软膏、生肌散。

此类中成药多以当归、牛膝、黄芪、党参、石斛、玄参等药物组成，可发挥良好的补益气血的作用。

## 三、用药注意

临床选药必须以辨证论治的思想为指导，针对不同证型，选择与其相对证的药物，才能收到较为满意的疗效。另外，若患肢出现破溃情况，应及时选用外用药，严重者应切开引流，甚至截趾截肢。如正在服用其他药品应当告知医师或药师。还需避免外伤；饮食宜清淡，切忌肥甘油腻食物，以防影响药效的发挥。药品贮藏宜得当，存于阴凉干燥处，药品性状发生改变时禁止服用。药品必须妥善保管，放在儿童不能接触的地方，以防发生意外。对于具体药品的饮食禁忌、配伍禁忌、妊娠禁忌、证候禁忌、病证禁忌、特殊体质禁忌、特殊人群禁忌等，各药品内容中均有详细介绍，用药前务必仔细阅读。

# 附一

## 常用治疗动脉硬化闭塞症的中成药药品介绍

### （一）寒湿阻络证常用中成药品种

#### 阳和解凝膏

【处方】鲜牛蒡草（或干品）、鲜凤仙、透骨草（或干品）、生川乌、桂枝、大黄、当归、生草乌、生附子、地龙、僵蚕、赤芍、白芷、白蔹、白及、川芎、续断、防风、荆芥、五灵脂、木香、香橼、陈皮、肉桂、乳香、没药、苏合香、麝香。

【功能与主治】温阳化湿，消肿散结。用于阴疽，瘰疬未溃，寒湿痹痛。

【用法与用量】外用。加温软化，贴于患处。

【禁忌】孕妇禁用。

【注意事项】

1．疮疡阳证者慎用。

2．不可内服。

3．不可久用。

4．若用药后出现皮肤过敏反应需及时停用。

5．忌食辛辣、油腻食物及海鲜等发物。

**【规格】** 每张净重（1）1.5g，（2）3g，（3）6g，（4）9g。

**【贮藏】** 密闭，置阴凉干燥处。

## （二）血脉瘀阻证常用中成药品种

### 脉络宁注射液

**【处方】** 牛膝、玄参、石斛、金银花。

**【功能与主治】** 清热养阴，活血化瘀。用于阴虚内热、血脉瘀阻所致的脱疽，症见患肢红肿热痛、破溃、持续性静止痛、夜间为甚，兼见腰膝酸软、口干欲饮；血栓闭塞性脉管炎、动脉硬化闭塞症见上述证候者。亦用于脑梗死阴虚风动、瘀毒阻络证，症见半身不遂、口舌歪斜、偏身麻木、言语不利。

**【用法与用量】** 静脉滴注。一次 10～20ml，一日 1 次，用5% 葡萄糖注射液或 0.9% 氯化钠注射液 250～500ml 稀释后使用。10～14 日为 1 疗程，重症患者可连续使用 2～3 个疗程。

**【禁忌】** 孕妇禁用。

**【注意事项】**

1．用药过程中出现过敏反应需及时停药。

2．忌食辛辣、油腻食物及海鲜等物。

3．若发现浑浊、沉淀、变色、漏气或瓶身细微破裂，均不得使用。

**【规格】** 每支装 10ml。

**【贮藏】** 密闭。

【药理毒理】本品有保护心脑组织、抗血栓形成、改善微循环及血液流变学等作用。

·**心肌保护**　本品能延长麻醉犬 P-P 间期和 Q-T 间期，减慢心率，增高心肌缺血再灌注期家兔主动脉收缩压和心率血压乘积，降低肌酸磷酸激酶（CPK）百分率，减少心肌坏死程度[1]。本品能减轻心肌纤维、线粒体、细胞膜的损害，减轻高纯氮气致体外心肌培养细胞缺氧模型的心肌细胞损伤程度[2]。本品可促进体外培养的血管内皮细胞线粒体对四甲基氮唑盐（MTT）的代谢，能促进内皮细胞的增殖[3]。

·**脑组织保护**　本品静脉给药，能缩小大脑中动脉阻断大鼠模型的脑梗死范围，降低双侧颈总动脉结扎致急性不完全性脑缺血大鼠模型的毛细血管通透性、脑含水量和脑指数[4]。增加犬的脑血流量，降低脑血管阻力，改善脑循环[5]。本品静脉注射，可以减轻脑出血患者脑部血肿情况[6]。

·**抗血栓形成**　本品静脉注射能减轻大鼠下腔静脉血栓重量，延长由电刺激引起的大鼠动脉血栓的形成时间[7]。降低 $H_2O_2$ 损伤颈总动脉所致动脉血栓模型兔的血栓重量；电镜可见内皮细胞所黏附的血细胞、血栓中的纤维蛋白丝均减少[8]。降低血浆中纤维蛋白原的含量，延长凝血酶原时间和白陶土凝血激酶时间[9]。体外实验可延长血浆复钙时间和血浆凝血酶原时间[10]。

·**改善微循环作用**　本品可使高分子右旋糖酐造成的微循环障碍模型家兔眼球结膜微循环的血流增快，毛细血管开放数增加，微循环障碍缓解。本品静脉滴注可改善脑梗死患者甲襞微循环[11]。

·**改善血液流变学作用**　本品静脉滴注，可降低缺血性脑血管病患者的血细胞比容、全血和血浆比黏度、血沉、血小板黏附率[12]；降低冠心病心绞痛患者的全血黏度、红细胞聚集指数[13]；降低下肢静脉血栓形成患者全血高切黏度、低切黏度、血浆黏度、红细胞压积、红细胞聚集指数[14]。

· **扩张血管** 本品能扩张离体蟾蜍后肢或离体兔耳的血管，增加血流量；能降低去甲肾上腺素、$KCl$ 和 $CaCl_2$ 所致离体兔胸主动脉条收缩的最大反应张力[15]。

· **其他** 本品能增加颞浅动脉压迫所致的肌痉挛兔面神经内降钙素基因相关肽（CGRP）的表达，减少髓鞘脱失，轴突肿胀等，对面肌痉挛脱髓鞘面神经有保护作用[16]。

· **毒理** 急性毒性实验显示，小鼠的 $LD_{30}$ 为 803.4g/kg[17]。

**【参考文献】**

[1] 赵玉生，王士雯，余颂涛. 脉络宁对兔心肌缺血再灌注损伤保护作用的实验研究 [J]. 实用中西医结合杂志，1996，9（9）：515.

[2] 李圣仓，方泰惠，吴海涛. 脉络宁注射液对体外培养乳鼠心肌细胞的保护作用 [J]. 浙江中医学院学报，2000，24（2）：53-54.

[3] 李圣仓，方泰惠，张旭. 脉络宁注射液对血管内皮细胞增殖的影响 [J]. 浙江中医学院学报，2000，24（5）：46.

[4] 杨平，王晓雷，戴德哉，等. 脉络宁注射液对不同动物模型缺血性脑损伤的保护作用 [J]. 中国临床药学杂志，1998，7（6）：290.

[5] 陈宁红，季慧芳，张陆勇，等. 脉络宁及两药合并静脉滴注对麻醉犬脑循环的影响 [J]. 中国药科大学学报，1997，28（4）：43-46.

[6] 李向振. 脉络宁注射液治疗脑出血疗效观察 [J]. 现代中西医结合杂志，2009，18（4）：403-404.

[7] 王银叶，刘晓岩，李长龄.脉络宁输液对血小板聚集和血栓形成的作用 [J].中国药学杂志，2002，37（1）：67-68.

[8] 余书勤，戴德哉，宋丽萍，等.脉络宁注射液拮抗兔颈总动脉血栓形成 [J].中成药，1992，14（10）：27-29.

[9] 周亚夫，倪正，郭鸿顺，等.脉络宁治疗稳定型心绞痛及机制探讨 [J].南京医科大学学报，1999，19（3）：255-256.

[10] 朱燕，陈宁红，刘国卿.生脉液与脉络宁合用对抗凝及纤溶作用的影响 [J].中国药科大学学报，1999，30（2）：52-54.

[11] 于锋.脉络宁治疗冠心病前后甲襞微循环的临床观察 [J].黑龙江医药科学，2001，24（1）：36-37.

[12] 孙建华.脉络宁注射液对急性缺血性脑血管病患者血液流变学等的作用及临床观察 [J].中国中西医结合急救杂志，1999，6（10）：457-459.

[13] 余萍，张志玲.脉络宁治疗老年人冠心病心绞痛的临床观察 [J].贵州医药，2000，24（1）：39.

[14] 马传春，王荣国.脉络宁注射液治疗下肢静脉血栓形成15例疗效观察 [J].社区医学杂志，2009，7（10）：53-54.

[15] 衣欣，关利新，杨履艳.脉络宁注射液扩血管作用机制的研究 [J].现代应用药学，1995，12（5）：6-8，66.

[16] 王孝文，胡海涛，窦万臣，等.脉络宁注射液对面肌痉挛兔面神经内降钙素基因相关肽表达的影响 [J].中国中西医结合杂志，2005，25（11）：1016-1019.

[17] 汪勤.脉络宁注射液专辑 [M].北京：中国医药科技出版社，2000.

## 脉络宁口服液

**【处方】** 牛膝、玄参、石斛、金银花。

**【功能与主治】** 清热养阴，活血化瘀。用于阴虚内热、血脉瘀阻所致的脱疽，症见患肢红肿热痛、破溃、持续性静止痛、夜间为甚，兼见腰膝酸软、口干欲饮；血栓闭塞性脉管炎、动脉硬化闭塞症见上述证候者。亦用于脑梗死阴虚风动、瘀毒阻络证，症见半身不遂、口舌歪斜、偏身麻木、语言不利。

**【用法与用量】** 口服。一次20ml，一日3次。

**【注意事项】**

1．孕妇慎用。

2．属阴寒证者慎用。

3．忌食辛辣、油腻食物及海鲜等发物。

**【规格】** 每支装（1）10ml，（2）20ml。

**【贮藏】** 密闭。

## 脉管复康片（胶囊）

**【处方】** 丹参、鸡血藤、郁金、乳香、没药。

**【功能与主治】** 活血化瘀，通经活络。用于瘀血阻滞，脉管不通引起的脉管炎、硬皮病、动脉硬化性下肢血管闭塞症，对冠心病、脑血栓后遗症也有一定治疗作用。

**【用法与用量】**

片剂：口服。一次8片，一日3次。

胶囊：口服。一次4粒，一日3次。

**【禁忌】** 孕妇禁服。

【注意事项】经期及肺结核患者慎用。

【规格】

片剂：每片重0.3g。

胶囊：每粒重0.45g。

【贮藏】密闭。

## （三）湿热毒盛证常用中成药品种

### 抗骨髓炎片

【处方】金银花、蒲公英、地丁、半枝莲、白头翁、白花蛇舌草。

【功能与主治】清热解毒，散瘀消肿。用于热毒血瘀所致附骨疽，症见发热、口渴，局部红肿、疼痛、流脓；骨髓炎见上述证候者。

【用法与用量】口服。一次8～10片，一日3次；或遵医嘱，儿童酌减。

【注意事项】

1. 孕妇慎用。

2. 属阴寒证者慎用。

3. 忌食辛辣、油腻食物及海鲜等发物。

【规格】片芯重0.4g。

【贮藏】密闭。

### 活血消炎丸

【处方】乳香（醋炙）、没药（醋炙）、牛黄、石菖蒲浸膏、黄米（蒸熟）。

**【功能与主治】**活血解毒，消肿止痛。用于毒热结于脏腑经络引起的痈疽，乳痈，症见局部红肿热痛、有结块。

**【用法与用量】**温黄酒或温开水送服。一次 3g，一日 2 次。

**【禁忌】**孕妇禁用。

**【注意事项】**

1. 痈疽已溃破者慎用。

2. 脾胃虚弱者慎用。

3. 若出现皮肤过敏反应需立即停药。

4. 忌食辛辣、油腻食物及海鲜等发物。

**【规格】**每 100 粒重 5g。

**【贮藏】**密封。

## 连翘败毒丸（片、膏）

**【处方】**金银花、连翘、大黄、紫花地丁、蒲公英、栀子、白芷、黄芩、赤芍、浙贝母、桔梗、玄参、木通、防风、白鲜皮、甘草、蝉蜕、天花粉。

**【功能与主治】**清热解毒，消肿止痛。用于疮疖溃烂，灼热发烧，流脓流水，丹毒疱疹，疥癣痛痒。

**【用法与用量】**

丸剂：口服。一次 9g，一日 1 次。

片剂：口服。一次 4 片，一日 2 次。

膏剂：口服。一次 15g，一日 2 次。

**【禁忌】**

1. 孕妇忌用。

2. 对本品过敏者禁用。

**【注意事项】**

1．疮疡阴证者用。

2．不宜食辛辣、油腻食物及海鲜等发物。

3．不宜在服药期间同时服用滋补性中药。

4．高血压、心脏病患者慎服。

5．有糖尿病、肝病、肾病等慢性病严重者应在医师指导下服用。

6．过敏体质者慎用。

**【规格】**

丸剂：每100粒重6g。

片剂：每片重0.6g。

膏剂：每瓶装（1）30g，（2）60g，（3）120g。

**【贮藏】** 密封。

## 清血内消丸

**【处方】** 金银花、连翘、栀子（姜炙）、拳参、大黄、蒲公英、黄芩、黄柏、木通、玄明粉、赤芍、乳香（醋炙）、没药（醋炙）、桔梗、瞿麦、玄参、薄荷、雄黄、甘草。

**【功能与主治】** 清热祛湿，消肿败毒。用于脏腑积热，风湿毒热引起的疮疡初起，红肿坚硬，痛疡不休，憎寒发热，二便不利。

**【用法与用量】** 口服。一次6g，一日3次。

**【禁忌】** 孕妇禁用。

**【注意事项】**

1．疮痈阴证者慎用。

2．不可久用。

3. 忌食辛辣、油腻食物及海鲜等发物。

【规格】每 100 粒重 6g。

【贮藏】密闭。

## （四）热毒伤阴证常用中成药品种

### 通脉宝膏

【处方】金银花、蒲公英、苦地丁、野菊花、天葵子、黄芩、当归、赤芍、延胡索（醋炙）、牛膝、鸡血藤、玄参、石斛、黄芪、白术（麸炒）、天花粉、甘草。

【功能与主治】清热解毒，益气滋阴，活血通络。用于瘀毒阻络、气阴亏虚所致脱疽，症见肢端肿烂灼红或黯红、持续性静止痛、夜间为甚，兼见潮热、口干或低热、倦怠乏力；血栓闭塞性脉管炎、动脉硬化闭塞症见上述证候者。

【用法与用量】口服。一次 25 ~ 50g，一日 2 次；或遵医嘱。

【注意事项】

1. 孕妇慎用。

2. 属阴寒证者慎用。

3. 忌食辛辣、油腻食物及海鲜等发物。

【规格】每支装 10ml。

【贮藏】密闭。

## （五）气血两虚证常用中成药品种

### 通塞脉片

【处方】当归、牛膝、黄芪、党参、石斛、玄参、金银花、甘草。

**【功能与主治】**培补气血，养阴清热，活血化瘀，通经活络。用于气血两虚、瘀毒阻络所致脱疽，症见趾节肿痛，皮色发暗；血栓闭塞性脉管炎见上述证候者。

**【用法与用量】**口服。一次5～6片，一日3次。

**【注意事项】**

1．孕妇慎用。

2．属阴寒证者慎用。

3．忌食辛辣、油腻食物及海鲜等物。

**【规格】**片芯重0.35g。

**【贮藏】**密闭。

## （六）外治法常用中成药品种

### 京万红软膏

**【处方】**地榆、地黄、罂粟、当归、桃仁、黄连、木鳖子、血余炭、棕榈、半边莲、土鳖虫、穿山甲、白蔹、黄柏、紫草、金银花、红花、大黄、苦参、五倍子、槐米、木瓜、苍术、白芷、赤芍、黄芩、胡黄连、川芎、栀子、乌梅、冰片、血竭、乳香、没药。

**【功能与主治】**消肿活血，解毒止痛，祛腐生肌。用于水、火、电灼烫伤，疮疡肿痛，皮肤损伤，创面溃烂。

**【用法与用量】**外用。生理盐水清理创面，涂敷本品；或将本品涂于消毒纱布上，敷盖创面，消毒纱布包扎，一日换药1次。

**【注意事项】**

1．若用药后出现皮肤过敏者需及时停用。

2．不可内服。

3．不可久用。

4．忌食辛辣、海鲜食物。

5．孕妇慎用。

【规格】（1）每支装 10g，（2）每支装 20g，（3）每瓶装 30g，（4）每瓶装 50g。

【贮藏】密闭。

【药理毒理】本品有促进烧伤创面愈合和抑菌作用。

·**促进烧伤愈合**　本品外敷能缩短实验性Ⅲ度烧伤家兔模型烧伤创面的愈合时间，促进表皮及毛囊皮脂腺生长[1]。

·**抑菌**　本品对金黄色葡萄球菌、痢疾杆菌及部分真菌有抑制作用[2]。

**【参考文献】**

[1] 徐尔珍．"京万红"烫伤药膏对实验性烧伤创面愈合的影响 [J]．中草药，1985，16（11）：17．

[2] 刘懋立，陈长青，赵汪冰，等．京万红治疗局部外伤及体表溃疡 50 例疗效观察 [J]．河北中医，1991，13（5）：18．

## 如意金黄散

【处方】姜黄、大黄、黄柏、苍术、厚朴、陈皮、甘草、生天南星、白芷、天花粉。

【功能与主治】清热解毒，消肿止痛。用于热毒瘀滞肌肤所致的疮疡肿痛、丹毒流注，症见肌肤红、肿、热、痛，亦可用于跌打损伤。

【用法与用量】外用。红肿，烦热，疼痛，用清茶调敷；漫肿无头，用醋或葱酒调敷；亦可用植物油或蜂蜜调敷，一日数次。

**【注意事项】**

1．该药品为外用药，不可内服。

2．疮疡阴证者不宜用。

3．用毕洗手，切勿接触眼睛、口腔等黏膜处。皮肤破溃处禁用。

4．忌食辛辣、油腻食物及海鲜等发物。

5．该药品不宜长期或大面积使用，用药后局部出现皮疹等过敏表现者应停用。

6．对该药品过敏者禁用，过敏体质者慎用。

7．孕妇慎用。

**【规格】**每袋装 9g。

**【贮藏】**密封。

**【药理毒理】**本品有抗菌、抗炎、镇痛等作用。

· **抗菌**　体外试验表明，本品对溶血性链球菌、金黄色葡萄球菌、铜绿假单胞菌和大肠杆菌有抑制作用[1-4]。对金黄色葡萄球菌感染大鼠局部创面形成的溃疡，本品外敷能提高脓性分泌物和血清中溶菌酶的含量[4-5]。

· **抗炎**　外敷本品可抑制大鼠炎性肉芽囊增生，减少炎症范围及肉芽囊炎症灶的坏死面积，减少炎性渗出液，保护血管内皮细胞，减轻血管壁的通透性[2]，还能抑制足肿胀[6]，促进醋酸致大鼠肛周溃疡的愈合[6]。

· **镇痛**　本品可提高小鼠热板法的痛阈值[7]。

**【临床应用】**文献报道，如意金黄散可引起过敏性皮疹[8]。

**【参考文献】**

[1] 冯家兴，杨立珍．金黄散抑菌作用的初步观察 [J]．贵阳医

学院学报，1987，12（1）：93．

[2] 周聪和，谭新华，李彪．金黄散外用抗感染实验研究 [J]．辽宁中医杂志，1989，13（12）：35．

[3] 赵洪武，朱起桃，陈林娜，等．如意金黄散提取液体外抗菌作用研究 [J]．时珍国药研究，1991，2（1）：12．

[4] 吴献群，刘小平．如意金黄散的临床及实验研究 [J]．时珍国医国药，1998，9（6）：573．

[5] 王喜云，周永慧，严春海．金黄膏治疗疮疡的实验研究——对溶菌酶含量的影响 [J]．中药药理与临床，1987，4（4）：22．

[6] 周艳，傅永锦，潘竞锵，等．金黄散的药效学研究 [J]．中国新医药，2003，2（8）：4．

[7] 刘云，何光星，齐尚斌，等．金黄散和新金黄散药理比较研究 [J]．中成药，1992，15（7）：25．

[8] 贾秀荣，董全达．如意金黄散外敷引起过敏反应1例 [J]．中医外治杂志，1995，（1）：44．

## 生肌散

【处方】象皮（滑石烫）、乳香（醋制）、没药（醋制）、血竭、儿茶、冰片、龙骨（煅）、赤石脂。

【功能与主治】解毒生肌。用于热毒壅盛、气血耗伤所致的溃疡，症见创面脓水将尽，久不收口。

【用法与用量】外用。取本品少许，薄撒于患处。

【注意事项】

1．肿疡未溃、溃疡腐肉未尽者不宜用。

2．若用药后出现皮肤过敏反应需及时停用。

3．不可内服。

4．忌食辛辣、油腻食物及海鲜等发物。

【规格】每瓶装 3g。

【贮藏】密闭，置阴凉干燥处。

【药理毒理】

·**促进创面愈合**　本品能够缩短患者伤口创面的愈合时间[1]。

【参考文献】

[1] 王海，丁洁．生肌散治疗伤口经久不愈的临床研究 [J]．辽宁中医药大学学报，2007，9（1）：94.

## 生肌玉红膏

【处方】轻粉、紫草、白芷、当归、血竭、甘草、虫白蜡。

【功能与主治】解毒，去腐，生肌。用于热毒壅盛所致的疮疡，症见创面色鲜，脓腐将尽，或久不收口；亦用于乳痈。

【用法与用量】外用。创面清洗后外涂本膏，一日 1 次。

【注意事项】

1．孕妇慎用。

2．溃疡脓腐未清者慎用。

3．不可久用。

4．不可内服。

5．若用药后出现皮肤过敏反应需及时停用。

6．忌食辛辣、油腻食物及海鲜等发物。

【规格】每盒装 12g。

【贮藏】密闭，置阴凉干燥处。

【药理毒理】本品具有促进创面愈合、改善创面微循环的作用。

**·促进创面愈合** 本品能够减少患者结核性痈瘘术后创面渗液量，缩短肉芽组织、上皮组织和创面愈合时间，促进伤口愈合[1]。本品外治配合中药熏洗，可减少肛肠病术后创口组织液渗出，加速创口胶原纤维及细胞的重新组合，促进创口早日愈合[2]。

**·改善创面微循环** 对模板打洞法形成小鼠机械性全层皮肤圆形创面，本品可刺激毛细血管生成及扩张，同时可减少创面毛细血管微血栓的形成。

**【参考文献】**

[1] 李浩增，张悦．生肌玉红膏对结核性痈瘘术后创口愈合的促进作用 [J]．广州中医药大学学报，2005，7（22）：276．

[2] 包学龙．生肌玉红膏综合疗法促进痔瘘术后创面愈合的临床观察 [J]．中医研究，2007，20（2）：36．

## 紫草膏

**【处方】** 紫草、当归、地黄、白芷、防风、乳香、没药。

**【功能与主治】** 化腐生肌，解毒止痛。用于热毒蕴结所致的溃疡，症见疮面疼痛、疮色鲜活、脓腐将尽。

**【用法与用量】** 外用。摊于纱布上贴患处，每隔 1～2 日换药 1 次。

**【注意事项】**

1．孕妇慎用。

2．若用药出现皮肤过敏反应需及时停用。

3．不可内服。

4．忌食辛辣、油腻食物及海鲜等发物。

**【规格】** 每瓶装 20g。

【贮藏】密闭，置阴凉干燥处。

【药理毒理】

·**促进创面愈合**　本品能够减轻先天耳前瘘管感染化脓者的炎症反应，缩短创面愈合时间[1]。

【参考文献】

[1] 郭树繁，贾春芒，张晓丽．紫草膏治疗先天耳前瘘管感染化脓临床观察 [J]．辽宁中医学院学报，2005，7（5）：477.

## 解毒生肌膏

【处方】紫草、当归、白芷、甘草、乳香（醋制）、轻粉。

【功能与主治】活血散瘀，消肿止痛，解毒拔脓，祛腐生肌。用于各类创面感染、Ⅱ度烧伤。

【用法与用量】外用。摊于纱布上敷患处。

【注意事项】

1．不可内服。

2．肿疡未溃、溃疡腐肉未尽者不宜用。

3．孕妇慎用。

4．若用药后出现皮肤过敏反应需及时停用。

5．忌食辛辣、油腻食物及海鲜等发物。

6．开始敷用本品时，创面脓性分泌物增多，只需轻轻沾去分泌物即可，不宜重擦。1周后分泌物逐渐减少。治疗过程中，宜勤换敷料。

【规格】软膏剂，每支装 20g。

【贮藏】密封，避光，置阴凉处。

**【药理毒理】**

**·促进创面愈合** 本品可使大鼠糖尿病足溃疡面减小，促进肉芽组织生长，创面愈合时间缩短[1]。

**【参考文献】**

[1] 吕雅莉，梁龙彦，刘阳，等.中药解毒生肌膏治疗大鼠糖尿病足的实验研究 [J].中国中西医结合急救杂志，2008，15（4）：234.

## 复方黄柏液

**【处方】** 连翘、黄柏、金银花、蒲公英、蜈蚣。

**【功能与主治】** 清热解毒，消肿祛腐。用于疮疡溃后，伤口感染，属阳证者。

**【用法与用量】** 外用。浸泡纱布条外敷于感染伤口内，或破溃的脓肿内。若溃疡较深，可用直径 0.5 ～ 1.0cm 的无菌胶管，插入溃疡深部，以注射器抽取本品进行冲洗。用量一般 10 ～ 20ml，一日 1 次；或遵医嘱。

**【注意事项】**

1．使用本品前应注意按常规换药法清洁或清创病灶。

2．开瓶后，不宜久存。

3．孕妇慎用。

4．忌食辛辣、油腻食物及海鲜等发物。

**【规格】** 每瓶装（1）20ml，（2）100ml。

**【贮藏】** 密封，置阴凉处。

**【药理毒理】** 本品有促进伤口愈合、抗炎及抗滴虫作用。

**·促进伤口愈合** 本品局部用药可减少背部伤口疮疡模型兔伤口红肿面积及分泌物[1-4]。

·**抗炎**　本品滴鼻，对急性鼻炎模型豚鼠，可减少黏性分泌物量及上皮细胞的破坏[5]。

·**抗滴虫**　本品体外对阴道毛滴虫有抑制作用[6]。

**【参考文献】**

[1] 钟京秀，蒋庆铃.复方黄柏液治疗宫颈糜烂 320 例临床观察 [J].华北煤炭医学院学报，2003，5（4）：493.

[2] 丁明利.复方黄柏液治疗溃疡期褥疮 [J].河南中医，2000，20（6）：65.

[3] 李元红.复方黄柏液皮肤科新用 [J].中国中医急症，2006，15（6）：672.

[4] 郭鸣放，宋建徽，谢彦华，等.复方黄柏液促进伤口愈合的实验研究 [J].河北医科大学学报，2001，22（1）：11.

[5] 赵邠兰，黄晓红，姚志道，等.复方黄柏液对豚鼠鼻黏膜作用的初步试验 [J].中国中西医结合耳鼻咽喉科杂志，1997，5（1）：10.

[6] 张秀昌，赵志刚.复方黄柏液体外杀灭阴道毛滴虫的效果观察 [J].河北中医，2002，24（9）：720.

# 附二

## 治疗动脉硬化闭塞症的常用中成药简表

| 证型 | 药物名称 | 功能 | 主治病证 | 用法用量 | 备注 |
|---|---|---|---|---|---|
| 寒湿阻络证 | 阳和解凝膏 | 温阳化湿，消肿散结。 | 用于阴疽，瘰疬未溃，寒湿痹痛。 | 外用。加温软化，贴于患处。 | 药典，医保 |

| 证型 | 药物名称 | 功　能 | 主治病证 | 用法用量 | 备注 |
|------|----------|--------|----------|----------|------|
| 血脉瘀阻证 | 脉络宁注射液 | 清热养阴，活血化瘀。 | 用于阴虚内热、血脉瘀阻所致的脱疽，症见患肢红肿热痛、破溃、持续性静止痛、夜间为甚，兼见腰膝酸软、口干欲饮；血栓闭塞性脉管炎、动脉硬化闭塞症见上述证候者。亦用于脑梗死阴虚风动、瘀毒阻络证，症见半身不遂、口舌歪斜、偏身麻木、言语不利。 | 静脉滴注。一次 10～20ml，一日 1 次，用 5% 葡萄糖注射液或 0.9% 氯化钠注射液 250～500ml 稀释后使用。10～14 日为 1 疗程，重症患者可连续使用 2～3 个疗程。 | 药典，基药 |
| | 脉络宁口服液 | 清热养阴，活血化瘀。 | 用于阴虚内热、血脉瘀阻所致的脱疽，症见患肢红肿热痛、破溃、持续性静止痛、夜间为甚，兼见腰膝酸软、口干欲饮；血栓闭塞性脉管炎、动脉硬化闭塞症见上述证候者。亦用于脑梗死阴虚风动、瘀毒阻络证，症见半身不遂、口舌歪斜、偏身麻木、语言不利。 | 口服。一次 20ml，一日 3 次。 | 药典 |
| | 脉管复康片（胶囊） | 活血化瘀，通经活络。 | 用于瘀血阻滞，脉管不通引起的脉管炎、硬皮病、动脉硬化性下肢血管闭塞症，对冠心病、脑血栓后遗症也有一定治疗作用。 | 片剂：口服。一次 8 片，一日 3 次。胶囊：口服。一次 4 粒，一日 3 次。 | 片剂：基药胶囊：基药 |

| 证型 | 药物名称 | 功 能 | 主治病证 | 用法用量 | 备注 |
|---|---|---|---|---|---|
| 湿热毒盛证 | 抗骨髓炎片 | 清热解毒，散瘀消肿。 | 用于热毒血瘀所致附骨疽，症见发热、口渴、局部红肿、疼痛、流脓；骨髓炎见上述证候者。 | 口服。一次8～10片，一日3次；或遵医嘱，儿童酌减。 | 药典 |
| | 活血消炎丸 | 活血解毒，消肿止痛。 | 用于毒热结于脏腑经络所致的痈疽，乳痈，症见局部红肿热痛，有结块。 | 温黄酒或温开水送服。一次3g，一日2次。 | 药典 |
| | 连翘败毒丸（片、膏） | 清热解毒，消肿止痛。 | 用于疮疖溃烂，灼热发烧，流脓流水，丹毒疮疹，疥癣痛痒。 | 丸剂：口服。一次9g，一日1次。 片剂：口服。一次4片，一日2次。 膏剂：口服。一次15g，一日2次。 | 丸剂：药典，基药，医保 片剂：基药，医保 膏剂：基药，医保 |
| | 清血内消丸 | 清热祛湿，消肿败毒。 | 用于脏腑积热，风湿毒热引起的疮疡初起，红肿坚硬，痈疡不休，憎寒发热，二便不利。 | 口服。一次6g，一日3次。 | 药典 |
| 热毒伤阴证 | 通脉宝膏 | 清热解毒，益气滋阴，活血通络。 | 用于瘀毒阻络、气阴亏虚所致脱疽，症见肢端肿烂灼红或黯红、持续性静止痛、夜间为甚，兼见潮热、口干或低热、倦怠乏力；血栓闭塞性脉管炎、动脉硬化闭塞症见上述证候者。 | 口服。一次25～50g，一日2次；或遵医嘱。 | 药典 |
| 气血两虚证 | 通塞脉片 | 培补气血，养阴清热，活血化瘀，通经活络。 | 用于气血两虚、瘀毒阻络所致脱疽，症见趾节肿痛，皮色发暗；血栓闭塞性脉管炎见上述证候者。 | 口服。一次5～6片，一日3次。 | 药典 |

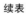

续表

| 证型 | 药物名称 | 功 能 | 主治病证 | 用法用量 | 备注 |
|------|---------|-------|---------|---------|------|
| 外治法 | 京万红软膏 | 消肿活血，解毒止痛，去腐生肌。 | 用于水、火、电灼烫伤，疮疡肿痛，皮肤损伤，创面溃烂。 | 外用。生理盐水清理创面，涂敷本品；或将本品涂于消毒纱布上，敷盖创面，消毒纱布包扎，一日换药1次。 | 基药，药典 |
| | 如意金黄散 | 清热解毒，消肿止痛。 | 用于热毒瘀滞肌肤所致的疮疖肿痛，症见肌肤红、肿、热、痛，亦可用于跌打损伤。 | 外用。红肿，烦热，疼痛，用清茶调敷；漫肿无头，用醋或葱酒调敷；亦可用植物油或蜂蜜调敷，一日数次。 | 药典，基药，医保 |
| | 生肌散 | 解毒生肌。 | 用于热毒壅盛、气血耗伤所致的溃疡，症见创面脓水将尽，久不收口。 | 外用。取本品少许，薄撒于患处。 | 药典 |
| | 生肌玉红膏 | 解毒，去腐，生肌。 | 用于热毒壅盛所致的疮疡，症见创面色鲜、脓腐将尽、或久不收口；亦用于乳痈。 | 外用。创面清洗后外涂本膏，一日1次。 | 药典，医保 |
| | 紫草膏 | 化腐生肌，解毒止痛。 | 用于热毒蕴结所致的溃疡，症见疮面疼痛、疮色鲜活、脓腐将尽。 | 外用。摊于纱布上贴患处，每隔1～2日换药1次。 | 药典 |
| | 解毒生肌膏 | 活血散瘀，消肿止痛，解毒拔脓，去腐生肌。 | 用于各类创面感染、Ⅱ度烧伤。 | 外用。摊于纱布上敷患处。 | 药典，医保 |

| 证型 | 药物名称 | 功 能 | 主治病证 | 用法用量 | 备注 |
|------|----------|-------|----------|----------|------|
| 外治法 | 复方黄柏液 | 清热解毒，消肿祛腐。 | 用于疮疡溃后，伤口感染，属阳证者。 | 外用。浸泡纱布条外敷于感染伤口内，或破溃的脓肿内。若溃疡较深，可用直径 0.5～1.0cm 的无菌胶管，插入溃疡深部，以注射器抽取本品进行冲洗。用量一般 10～20ml，一日 1 次；或遵医嘱。 | 药典 |

**图书在版编目（CIP）数据**

常见病中成药临床合理使用丛书. 外科分册 / 张伯礼，高学
敏主编；王军分册主编. —北京：华夏出版社，2015.10
ISBN 978-7-5080-8355-1

Ⅰ. ①常… Ⅱ. ①张… ②高… ③王… Ⅲ. ①外科－常见病－
中成药－用药法 Ⅳ. ①R286

中国版本图书馆 CIP 数据核字(2014)第 304368 号

**外科分册**

| | | |
|---|---|---|
| 主　　编 | 王　军 | |
| 责任编辑 | 梁学超 | |

出版发行　华夏出版社
经　　销　新华书店
印　　刷　三河市少明印务有限公司
装　　订　三河市少明印务有限公司
版　　次　2015 年 10 月北京第 1 版
　　　　　2015 年 10 月北京第 1 次印刷
开　　本　880×1230　1/32 开
印　　张　8
字　　数　179 千字
定　　价　32.00 元

**华夏出版社**　　地址：北京市东直门外香河园北里 4 号　　邮编：100028
网址：www.hxph.com.cn　　电话：（010）64663331（转）
若发现本版图书有印装质量问题，请与我社营销中心联系调换。